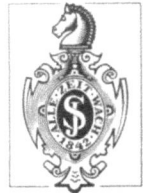

Aktuelle Themen der Alterskardiologie

Herausgegeben von
E. Lang

Mit Beiträgen von
O. E. Durst   C.-J. Estler   H. Franke   F.-R. Golling
V. Hombach   M. Hubmann   E. Lang   R. Leutschaft
F. W. Lohmann   D. Michel   W. Weiß

Mit 31 Abbildungen und 16 Tabellen

Springer-Verlag
Berlin Heidelberg New York 1982

Professor Dr. E. Lang
Carl-Korth-Institut für Herz-Kreislauferkrankungen
Rathsberger Straße 57, D-8520 Erlangen

ISBN-13: 978-3-540-11528-1   e-ISBN-13: 978-3-642-68577-4
DOI: 10.1007/978-3-642-68577-4

CIP-Kurztitelaufnahme der Deutschen Bibliothek.
Aktuelle Themen der Alterskardiologie/hrsg. von E. Lang. Mit Beitr. von O. Durst ... – Berlin ; Heidelberg ; New York : Springer, 1982.
ISBN 3-540-11528-5 (Berlin, Heidelberg, New York)
ISBN 0-387-11528-5 (New York, Heidelberg, Berlin)
NE: Lang, Erich [Hrsg.]; Durst, Otto E. [Mitverf.]

Das Werk ist urheberrechtlich geschützt. Die dadurch begründeten Rechte, insbesondere die der Übersetzung, des Nachdruckes, der Entnahme von Abbildungen, der Funksendung, der Wiedergabe auf photomechanischem oder ähnlichem Wege und der Speicherung in Datenverarbeitungsanlagen bleiben, auch bei nur auszugsweiser Verwertung, vorbehalten. „Die Vergütungsansprüche des § 54, Abs. 2 UrhG werden durch die ‚Verwertungsgesellschaft Wort' München, wahrgenommen.

© by Springer-Verlag Berlin Heidelberg 1982

Die Wiedergabe von Gebrauchsnamen, Handelsnamen, Warenbezeichnungen usw. in diesem Werk berechtigt auch ohne besondere Kennzeichnung nicht zu der Annahme, daß solche Namen im Sinne der Warenzeichen- und Markenschutz-Gesetzgebung als frei zu betrachten wären und daher von jedermann benutzt werden dürften.

Vorwort

Daß die Alterskardiologie zum zentralen Thema der 3. Bischofsgrüner Kardiologengespräche gewählt wurde, hat seine besondere Bewandtnis. Seit Mitte des letzten Jahres stehen die Bundesrepublik Deutschland und Europa für 12 Monate unter dem Zeichen des alternden Menschen und damit der Gerontologie: In der Zeit vom 12. bis 17. Juli 1981 fand der Internationale Gerontologenkongreß zum ersten Mal auf deutschem Boden, nämlich in Hamburg, statt. Satelliten-Symposien mit gerontologischen Themen in Köln, München, Erlangen, Bremen, Amsterdam und Bratislava schlossen sich unmittelbar an. Im Herbst des Jahres 1981 erörterte das Internationale Institut für soziale Gerontologie in Genf in einer Klausurtagung die gesundheitspolitischen Probleme des älteren Menschen in aller Welt. Für April dieses Jahres hat der Präsident der Vereinigten Staaten die Vorsitzenden der europäischen gerontologischen Gesellschaften nach Washington zur White House Conference gebeten, um dort in verschiedenen Expertengremien die Tagesordnung vorzubereiten, die im Juli 1982 auf der UNO-Weltkonferenz für die ältere Generation in Wien behandelt werden soll. Es ist deshalb unsere Überzeugung, daß die Bischofsgrüner Kardiologengespräche zwar auf einem sehr speziellen und beschränkten Gebiet, doch auf einem um so wichtigeren – wie die Altersstatistik der Herz-Kreislauferkrankungen zeigt – ihren Beitrag dazu leisten sollten und können. Es geht also darum, nicht nur auf die Probleme des gesunden und kranken älteren Menschen aufmerksam zu machen, sondern auch einen ersten Schritt zu tun, nämlich für uns die Voraussetzung zu schaffen, unseren alten Patienten nicht nur kardiologisch zu behandeln, sondern auch geriatrisch zu betreuen. Denn nicht nur die Zahl alter Menschen nimmt zu, sondern auch die Zahl alter Patienten.

Die Geriatrie ist derzeit mit einem noch recht ungünstigen Erscheinungsbild belastet. Die Assoziation zu Pflegeheimen, Siechenheimen, Sterbeklinik ist nicht einfach wegzuwischen und sie hat zumindest hierin ihre Tradition. Zudem ist die Geriatrie mit negativen Begriffen wie „Unzumutbarkeit der Diagnostik", „Nutzlose Therapie" und „Schlechte Prognose" belastet. Dies alles trägt dazu bei, daß das

Image der Geriatrie zu wünschen übrig läßt und sich bisher nur wenige Ärzte zögernd mit diesem Fachgebiet befassen.

Dazu kommt noch, daß die klinisch-gerontologische Forschung seit Max Bürger eine eher bescheidene Entwicklung zu verzeichnen hat. Sogenannte Alterskurven enden gewöhnlich mit dem 7. Lebensdezennium oder sind höchstens noch durch eine Gruppe „und darüber" ergänzt. Therapieempfehlungen sind häufig fachspezifische Therapiekonzepte, denen einige gerontologische Daten zugrunde gelegt werden, ohne daß diese an einem geriatrischen Krankengut im Hinblick auf Wirkung und Nebenwirkung, d.h. auf Therapiesicherheit, geprüft worden wären.

Wir meinen, daß in einem Zeitalter, in dem bis zu 5 Generationen nebeneinander leben, nicht nur die drohenden volkswirtschaftlichen und sozialen Probleme diskutiert werden müssen, sondern daß sich auch die Medizin mit dem Anliegen der präklinischen und klinischen Geriatrie befassen muß, um ihren Aufgaben gerecht zu werden.

In diesem Sinne sind die 3. Bischofsgrüner Kardiologengespräche, die wiederum dankenswerterweise von der Firma Cassella Riedel Pharma GmbH Frankfurt gesponsert wurden und die erfreulicherweise wieder bei Springer veröffentlicht werden können, zu verstehen.

Erlangen, März 1981   E. Lang

Inhaltsverzeichnis

Die Besonderheiten der Herz- und Kreislauferkrankungen
im Alter (H. Franke) 1

Aktuelle Daten zur Alterskardiologie. Invasive Diagnostik –
Operative Therapie (O. E. Durst, M. Hubmann, W. Weiß
und E. Lang) 17

Gerontologische Voraussetzungen für die Herztherapie
im Alter (C.-J. Estler) 29

Besonderheiten der Koronarinsuffizienz im Alter (D. Michel) . 39

Beurteilung tachykarder und bradykarder Herzrhythmusstörungen im höheren Lebensalter (V. Hombach) 47

Herzschrittmacherimplantation – Therapie im höheren
Lebensalter (F.-R. Golling, W. Weiß, R. Leutschaft und
E. Lang) 63

Hoher Blutdruck im Alter – Bedeutung und Behandlung
(F. W. Lohmann) 71

Offene Fragen – Kontroverse Meinungen (E. Lang) 81

Referentenverzeichnis

Dr. O. E. Durst
Waldkrankenhaus St. Marien Rathsberger Straße 57, 8520 Erlangen

Prof. Dr. C.-J. Estler
Lehrstuhl f. Toxikologie u. Pharmakologie, Universität Erlangen–Nürnberg, Universitätsstraße 22, 8520 Erlangen

Prof. Dr. H. Franke
Universitäts-Poliklinik, Klinikstraße 8, 8700 Würzburg

Dr. F. Golling,
Waldkrankenhaus St. Marien, Rathsberger Straße 57, 8520 Erlangen

Priv.-Doz. Dr. V. Hombach
Medizinische Universitätsklinik u. Poliklinik Köln, Josef Stelzmannstraße 9, 5000 Köln 41

Dr. M. Hubmann
Waldkrankenhaus St. Marien, Rathsberger Straße 57, 8520 Erlangen

Prof. Dr. E. Lang
Waldkrankenhaus St. Marien, Rathsberger Straße 57, 8520 Erlangen

Prof. Dr. R. Leutschaft
Chirurgische und Poliklinik der Universität, Erlangen–Nürnberg, Maximiliansplatz, 8520 Erlangen

Prof. Dr. F. W. Lohmann
Krankenhaus Neukölln, Innere Klinik-Kardiologie, Rudowstraße 56, 1000 Berlin 47

Prof. Dr. D. Michel
Stiftsklinik Augustinum, Stiftsbogen 74, 8000 München 70

Dr. W. Weiß
Waldkrankenhaus St. Marien, Rathsberger Straße 57, 8520 Erlangen

Die Besonderheiten der Herz- und Kreislauferkrankungen im Alter

H. Franke

1. Vorbemerkung

Mit dem Alter nehmen Erkrankungen des Herzens und des Kreislaufs sprunghaft zu und werden bei älteren Menschen über 65 Jahre mit einem Drittel und über 85 Jahren in der Hälfte der Fälle zur häufigsten Todesursache (Abb. 1). Die Todesrate an kardiovaskulären Krankheiten steigt mit dem Alter an, wobei das weibliche Geschlecht stärker betroffen ist als das männliche.

2. Morphologische und physiologische Befunde des alternden Kreislaufs

Beim alternden Menschen findet sich eine problematische Konstellation der morphologischen und funktionellen Herz- und Kreislaufverhältnisse. Je älter der Mensch wird, desto schwieriger sind die physiologischen von den pathologischen Altersvorgängen am Herzen zu trennen. Nach den bisherigen Forschungen (Zapfe 1970, Rivier 1975) gibt es bei kreislaufgesunden Betagten ein Altersherz im Sinne eines essentiellen Cor senile wohl nicht. Bis heute ist es weder licht- noch elektronenmikroskopisch gelungen, das wahre Lebensalter mit der Morphologie der Myokardfaser zu korrelieren und primäre, d.h. essentielle Altersvorgänge an der Myokardfaser zu sichern. Es gibt sogar klinisch gesunde Herzen bei Langlebigen über 100 Jahre, die sich nicht von denen bei 50- bis 60jährigen unterscheiden. Wir selbst möchten aufgrund unserer kardiologischen Erfahrungen an über 100jährigen Gesunden und aufgrund neuzeitlicher Literaturstudien von dem „Herzen bei alternden und alten Menschen" sprechen, das anatomisch, physiologisch und klinisch gewisse Besonderheiten aufweist.

Welche makroskopischen Veränderungen weist das Herz eines alternden gesunden Menschen auf? In der Regel werden mit zunehmendem Alter die Herzklappen bei derberem Endokard starrer. Die Vorhöfe, die vier großen Ostien und die angrenzende Ventrikelmuskulatur werden etwas größer; die Koronarien verlieren an Elastizität, und es tritt anscheinend eine bis heute morphologisch schlecht faßbare Änderung der

Herzmuskulatur ein, die mit einer gewissen Kontraktionsminderung verbunden ist.

Die wenigen rein altersgebundenen mikroskopischen Herzveränderungen, wie die Lipofuszinablagerung, die mäßige Zunahme von Fettgewebe in den Vorhöfen sowie in den meisten Fällen das Altersamyloid stehen in keiner Beziehung zur echten senilen Herzkrankheit. Die früher für das sog. Altersherz als charakteristisch angesehene braune Herzatrophie mit vorwiegend perinukleärer Lipofuszinablagerung der Myokardfasern ist bereits im 4. Lebensjahrzehnt bei Patienten mit konsumierenden Affektionen ohne klinische Zeichen eines Herzmuskelversagens zu finden.

Das eigentliche Grundphänomen des Herz- und Kreislaufsystems im biologischen Lebensablauf ist die allgemeine Abnahme der Anpassungsfähigkeit an körperliche Belastungen im höheren Alter. Man hat versucht, den Funktionswandel des älter werdenden Herzens bei klinisch Gesunden anhand mancher mehr oder minder faßbarer Kreislaufparameter zu objektivieren. So nehmen das Schlag- und Minutenvolumen sowie das maximale Sauerstoffaufnahmevermögen als Maß für die körperliche Leistungsbreite nach dem 30. Lebensjahr ab (Abb. 2 und 3). Das unter körperlicher Belastung vermehrt erforderliche Minutenvolumen muß bei Betagten vorwiegend durch einen Anstieg der Pulsfrequenz und weniger durch ein vermehrtes Schlagvolumen erreicht werden.

Die hierzu notwendige Pulsfrequenzregulation ist jedoch im höheren Alter nur im beschränkten Ausmaß möglich; so beträgt die unter körperlicher Belastung maximal erreichbare Herzfrequenz bei 70- bis 80-jährigen Kreislaufgesunden höchstens 140–150/M.

Da sich mithin die Arbeitsökonomie des Herzens bei Älteren verschlechtert, wird das Ausmaß der Trainierbarkeit aber nach dem 30. Lebensjahr geringer. Dennoch ist eine gewisse körperliche Belastbarkeit durch Sportübungen bei Kreislaufgesunden bis 65 Jahre möglich, vorausgesetzt, daß jeder größere Krafteinsatz mit statisch gefährlichen Preßdruckübungen vermieden wird. Danach können sogar Alterssportler zwischen 50 und 60 Jahren in ihrer kardiovaskulären Leistung 20 Jahre jüngeren untrainierten Personen durchaus gleichen (Abb. 4).

3. Alterswandel spezieller Parameter und des arteriellen Blutdruckes

Wie wir heute wissen, nehmen mit steigendem Alter die Herzgröße und das Herzgewicht bei Herz- und Kreislauf-Gesunden durchschnittlich geringfügig zu und nicht ab.

Nach den umfangreichen Untersuchungen von Linzbach u. Mitarbeitern an 3 951 Männern und 3 161 Frauen steigt das mittlere Herzgewicht während der physiologischen Wachstumsperiode bis zur 3. Lebensdekade steil an; vom 30.–90. Lebensjahr ist hingegen ein nur wenig ausgeprägter Gewichtszuwachs des Herzens, bei Frauen etwas stärker, feststellbar (Abb. 5). Für den Kliniker ist bei der röntgenologischen Vergleichsprüfung des Herzens nach Form, Größe und Lage im biologischen Lebenswandel weniger die Volumenzunahme als die Altersformwandlung der Herzfigur bei Kreislaufgesunden bedeutsam. Im Laufe von Jahrzehnten nimmt das Herz ein und desselben gesunden Probanden speziell durch Elongation der Aorta thorakalis eine aortale Konfiguration an (Abb. 6). Das durch Angiographie, durch Autopsie und durch Sonographie am Lebenden demonstrable Kaliber der Aorta nimmt mit dem Alter zu (Abb. 7). Diese Altersektasie der Aorta geht nach den klassischen Untersuchungen von Wezler und seiner Schule mit einer Elastizitätsabnahme des Windkessels einher; gleichzeitig erhöhen sich die Pulswellengeschwindigkeit und der periphere Gefäßwiderstand. In diesem Sinne scheint der bekannte Ausspruch des Südfranzosen Cazalis berechtigt zu sein: „Der Mensch ist so alt wie seine Gefäße".

Ob es jedoch eine echte Physiosklerose der Gefäße im Alter gibt, ist heute mehr als umstritten. Bürger versuchte am Vorgang der Physio- und Pathosklerose des Gefäßsystems die unterschiedliche Alterung der Organe, auch des Herzens, darzustellen. Dieses Unterfangen hat sich jedoch als praktisch undurchführbar erwiesen, da es bis heute nicht gelungen ist, die altersbedingte und allgemein etablierte sog. Physiosklerose von der Krankheit Arteriosklerose abzugrenzen. In jüngster Zeit haben Kardiologen wie Knieriem, Freudenberg und Mitarbeiter und fernerhin Weiler, versucht, anhand quantitativ erfaßbarer pathologisch-anatomischer Kriterien an den drei Hauptstämmen der Koronargefäße die physiologischen Gefäßveränderungen bei Gesunden von den pathologischen bei den Koronarkranken in den verschiedenen Altersstufen abzugrenzen. Danach verschlechtern sich bei normalem Herz im Gegensatz zu Probanden mit Koronarsklerose die koronaren Durchblutungsverhältnisse auch in höherer Altersstufe nicht.

Nach Hauss und Wiggers beeinträchtigen die Altersveränderungen am Aortenrohr, der Verlust der Windkesseldynamik infolge des Elastizitätsschwundes und der aortalen Lumenerweiterung die Hämodynamik nur geringfügig.

Wie verhält sich nun der arterielle Blutdruck bei gesunden Personen im Laufe des Lebens?

Zur Beantwortung dieser Frage haben angloamerikanische Studien von Master und Mitarbeiter sowie von seiten des amerikanischen Gesundheitsministeriums an insgesamt 113 088 Probanden die Grundlage geschaffen (Abb. 8). Danach steigen nach dem 50. Lebensjahr der systolische, der diastolische und der sog. mittlere Blutdruck bei Männern mäßig und bei Frauen etwas deutlicher an. Diese unblutig mit der Riva-Rocci-Methode bestimmten Blutdruckwerte haben Bachmann und Mitarbeiter an 400 herz- und kreislaufgesunden Jugendlichen und Erwachsenen im Alter von 10–80 Jahren mittels direkter Kathetermessung des arteriellen Blutdruckes unter Ruhebedingung ergänzt. Auch die direkte Blutdruckbestimmung zeigt für den systolischen Blutdruck eine stetige Altersprogression, für den diastolischen fanden die Autoren nur bis zum 5. Lebensjahrzehnt einen mäßigen Anstieg.

Demnach wird im Alter der linke Ventrikel speziell in der Austreibungsphase etwas stärker druckbelastet als in der Jugend. Das Ausmaß der Kontraktilität (d_p/d_t) wird geringer, der enddiastolische Ventrikeldruck steigt mäßig an, das in der Kammer zurückbleibende Blutdruckvolumen erhöht sich speziell bei körperlicher Belastung. Im höheren Alter rückt die Herzleistung physiologischerweise an die Insuffizienzgrenze heran und zwar im Sinne einer erhöhten Versagensbereitschaft unter den verschiedenartigsten Belastungen. Unbewußt paßt sich der alternde Mensch seiner verminderten Leistungsfähigkeit durch wohldosierte und reduzierte Alltagsbelastungen an. Da jedoch echte Pumpinsuffizienz des Herzens unter diesen Alltagsbedingungen nicht existiert, wird heute eine physiologische Altersinsuffizienz des Herzens im Sinne von Wezler abgelehnt. Die Verfestigung der Kollagenfasern als physiologische Altersveränderung im Sinne Verzars spielt anscheinend im alternden Herzen kaum eine Rolle.

4. Herzinsuffizienz im Alter

Während wir heute die Existenz einer essentiellen Herzinsuffizienz bei einem rüstigen gesunden Greis zurückweisen, ist jedem Geriater das Herzversagen in höheren Altersstufen bei vitalitätseingeschränkten Betagten bekannt. Nach den vielseitigen Untersuchungen der Geropathologen Pomerance und Linzbach liegt der Herzinsuffizienz im Greisenalter stets eine morphologisch faßbare Polypathie des Herzens zugrunde. Die meisten gleichzeitig registrierten pathologisch-anatomischen Veränderungen sind:
1. Die Koronarkrankheit aufgrund einer stenosierenden Koronarsklerose mit ihren ischämischen Myokardnekrosen,

2. die Arteriosklerose der intramuralen Gefäße,
3. die Hypertrophie der linken und weniger der rechten Herzkammer,
4. Veränderungen an der Mitral- und der Aortenklappe,
5. disseminierte degenerative Veränderungen des Myokards aufgrund von Arteriosklerose und früher durchgemachten Myokarditiden.

Die verschiedenen klinischen Ausdrucksformen der ischämischen Herzkrankheit wie Angina pectoris, Infarkt, Insuffizienz und Arrhythmien weisen im höheren Lebensalter vermehrt atypische Verläufe, Komplikationen und eine erhöhte Sterblichkeit auf. Die Begründung liegt im folgenden:

Mit zunehmendem Alter kommt es im Krankheitsfalle nicht nur zu einer Polypathie des Herzens, sondern, wie Gsell und wir nachgewiesen haben, auch zu einer Polypathie bzw. Multimorbidität des gesamten Körpers. Im höheren Alter nehmen die bei einem Kranken gestellten Diagnosen fast proportional mit den Lebensdekaden zu (Abb. 9). Die Herzkrankheiten spielen in der Geriatrie deshalb eine so große Rolle, weil die zunehmende Alterspolypathie des Herzens auf die Polypathie des alternden Gesamtorganismus trifft und deshalb sind auch Erkrankungen des Herzens und des Kreislaufs bei älteren Menschen über 65 Jahren, wie betont, die häufigste Todesursache.

5. Kardiovaskuläre Befunde bei über Hundertjährigen

Während die Häufigkeit der Arteriosklerose des Myokards nach Angaben der Geropathologen eine streng altersabhängige Zunahme bis in die höchsten Altersstufen aufweist, zeigt die Altersverteilung der Myokardveränderungen bei stenosierender Koronarsklerose in den höchsten Lebensstufen ab der 10. Lebensdekade wiederum einen Abfall ihrer Häufigkeit. Diesbezügliche kardiovaskuläre Untersuchungen an zunächst 150 Überhundertjährigen lehren, daß eine spezielle, wahrscheinlich genetisch verankerte Manifestation der Alterskardiosklerose mit nicht selten lumenerweiternder Form der Koronarsklerose und einer besonderen Topik der Arteriosklerose in der Körperperipherie einschließlich des Gehirns, für das Erreichen des Höchstalters mitverantwortlich ist. Die Hundertjährigen und älteren Personen stellen nach unseren Untersuchungen an bis jetzt 575 Höchstbetagten eine positive Selektion der Gesamtbevölkerung dar. Sie haben – vorwiegend, aber nicht nur – infolge ihrer genetisch bedingten kardiovaskulären Situation das übrige Gros der Mitmenschen überlebt. Es ist deshalb von Interesse, jene spezifischen Herz- und Kreislauffaktoren ausfindig zu machen, die eine hohe Lebenserwartung begünstigen. Zu diesem Zweck haben wir die kardiovaskulären Verhältnisse von zunächst 148 Hundertjährigen und älteren Personen denen eines gleichgroßen Kollektivs von 50- und 75jährigen gegenübergestellt. Die wesentlichen Ergebnisse waren: Im Vergleich mit den 50jährigen nimmt in den höchsten Altersstufen die Neigung zu Nykturie und der Gebrauch von mehr als einem Kopfkissen zum Schlafen zu. Diese Sachverhalte deuten auf eine latente Herzinsuffizienz bei Alterskardiosklerose hin. Die Höchstbetagten weisen im Gegensatz zu jüngeren Altersstufen eine geringere Tendenz zu Stenokardien und zeigen im allgemeinen ein normales Blutdruckverhalten:

Tabelle 1. Blutdruckverhalten von 118 über 100jährigen Personen in der Bundesrepublik Deutschland

Probanden-Anzahl	Syst. RR (Torr)	Diast. RR (Torr)	Amplitude Δp (Torr)	Mittlerer RR p_m = p_{di} + 0,43 · Δp (Torr)
118 davon	145,4 ± 3,7	78,5 ± 1,9	66,8 ± 3,0	107,0 ± 2,3
35 ♂	137,9 ± 4,4	75,7 ± 2,5	62,1 ± 3,6	102,5 ± 2,9
83 ♀	152,8 ± 3,0	81,3 ± 1,3	71,6 ± 2,4	112,0 ± 1,8

Bei 118 unserer Hundertjährigen konnten wir im Durchschnitt normale systolische, diastolische und mittlere Blutdruckwerte nachweisen (Tabelle 1). Interessanterweise hängen die speziellen kardiovaskulären Befunde der Höchstbetagten von deren Vitalitätsgraden ab (Abb. 20 u. 21). Die Kategorie der rüstigen bewegungstüchtigen Hundertjährigen (die Gruppe I unserer Vitalitätsskala) ist trotz nachweisbarer Kardiosklerose und eventuell vorliegendem Altersmyokardamyloid kardiovaskulär völlig kompensiert.

Die Hälfte unserer hinfälligen Langlebigen, deren Lebensraum auf das Zimmer beschränkt ist, die Gruppe II unserer Vitalitätseinteilung sowie alle Siechen der Höchstbetagten, die ständig Bettlägerigen, also unsere Gruppe III, zeigen eine latente bis manifeste kardiovaskuläre Dekompensation.

Theoretiker haben immer wieder die Frage diskutiert, ob ohne Einwirkung von kardiovaskulären Krankheiten und schädlichen exogenen Einflüssen der physiologische Tod beim Menschen allein durch Altersschwäche mit etwa 115 Jahren eintritt.

Nach den bisher vorliegenden Obduktionsbefunden gibt es kaum Hinweise dafür, daß die Höchstbetagten an der obersten Schwelle des menschlichen Lebens allein infolge sog. Altersschwäche ohne Mitbeteiligung des Herzens und des Kreislaufes sterben. Besonders lehrreich sind naturgemäß die klinischen u. pathologisch-anatomischen Herz- und Kreislaufbefunde der ältesten bisher geriatrisch geprüften Probanden der Erde (Linzbach, Franke). Die z.T. erheblichen pathologisch-anatomischen Befunde am kardiovaskulären System dieser Höchstbetagten haben vor einem Jahrzehnt amerikanische Geriater (Harris) als kardiovaskuläres Paradoxon bezeichnet, weil trotz der erstaunlichen kardialen, angiologischen und sonstigen Organpolypathie eine Existenz dieser Probanden an der obersten menschlichen Lebensgrenze überhaupt möglich ist.

Die klinischen, speziell die kardiovaskulären und später pathologisch-anatomischen Befunde der ältesten von uns betreuten Bürgerin Westdeutschlands bieten in dieser Hinsicht ein über die Kasuistik hinausgehendes Interesse, weil es sich hierbei um die Obduktion des ältesten Menschen überhaupt handelt, die nachweisbar bisher aufgrund dokumentarischer Feststellung des hohen Alters eines Probanden jemals vorgenommen wurde.

Die Betreffende, Frau K.B., wurde aufgrund eines amtlichen Taufscheines und zwar vorliegend zur Zeit der Geburt, am 13.9.1867 geboren und starb am 15.2.1979, also mit 111 Jahren und fast 5 Monaten. Klinisch wurde die Betreffende in größeren zeitlichen Abständen seit ihrem 109. Lebensjahr von uns betreut und gehörte zu den rüstigen unserer Höchstbetagten, d.h. sie war bis auf die letzten Wochen ihres Lebens nicht bettlägerig. Die kardiovaskulären Befunde waren bis einen Monat vor ihrem Ableben als gut zu bezeichnen. Sie hatte keine Herzbeschwerden, keine Atemnot und keine kardialen Ödeme. Ihr Herz war klinisch nach Form, Größe und Lage nicht sicher krankhaft vergrößert. Über allen Ostien war ein systolisches Geräusch mit Fortleitung in die Halsgefäße hörbar. Der Blutdruck war mit 115/80 mmHg relativ hypoton. Das EKG zeigte einen regulären Sinusrhythmus von 65/Min., einen beginnenden AV-Block I. Grades mit Linkstyp und mit leichten intraventrikulären Leitungsstörungen. Klinisch war die Probandin bis auf ein mäßiges Emphysem noch 3 Wochen vor ihrem Ableben kardiovaskulär völlig kompensiert. Sämtliche periphere arteriellen Pulse waren kräftig palpabel. Die blutserologischen Faktoren zeigten im sog. biochemischen Muster eine mäßige Nierenfunktionsstörung mit einer Erhöhung des Kreatininspiegels auf 2,0 mg/dl und des Serumharnstoffgehaltes auf 32 mg/dl, fernerhin fand sich eine Erniedrigung des Serum-Eisen-Spiegels auf 45 y% u. ein erhöhter Kupferspiegel von 205 y%. Sonst zeigten die blutserologischen Parameter, speziell das Cholesterin und die Triglyceride, regelrechte bis subnormale Werte.

Nach kurzen Krankenlager verstarb die sonst rüstige Patientin an einer Emphysembronchitis und einer ascendierenden Pyelitis durch plötzliches Herzversagen. Die vom Pathologisch-Anatomischen Institut der Universität Heidelberg vorgenommene Obduktion ergab mit 150 g ein relativ untergewichtiges Herz mit brauner Atrophie. Das Herzskelett und die Aortensegel waren verkalkt; die Tabellen 2–4 stellen die Einzelbefunde zusammen. Die Patientin hatte pathologisch-anatomisch das klassische Kombinationsbild einer 7-fachen Polypathie des Herzens mit einer 14-Leiden-Polypathie der übrigen Organe; sie wies insgesamt 21 mehr oder minder ausgeprägte Affektionen des gesamten Körpers auf.

Tabelle 2. Polypathie des Herzens einer 111 Jahre und 5 Monate alten Frau

1. Verkalkung des Herzskeletts und der Aortensegel.
2. Grobflächige Myokardfibrose.
3. Isolierte Papillarmuskelfibrose.
4. Senile Paramyloidose des gesamten Herzens.
5. Endokardfibrose des linken Vorhofs.
6. Teils stenosierende, teils dilatative Koronarsklerose mit subtotaler Stenose des rechten Herzkranzgefäßes.
7. Braune Atrophie des Herzens (Herzgewicht 150 g).

Tabelle 3. Polypathie der übrigen Organe einer 111 Jahre und 5 Monate alten Frau

1. Zerebralarteriosklerose.
2. Hirnerweichungsherde.
3. Hämorrhagische Urozystitis mit aszendierende Pyelonephritis.
4. Niereninsuffizienz.
5. Pleuritis.
6. Emphysembronchitis.
7. Schrumpfgallenblase mit Pericholezystitis und Cholelithiasis.
8. Narben nach Ulcus ventriculi.
9. Allgemeine Osteoporose mit Gefügestörung der Wirbelsäule.
10. Dermoidzyste des Ovars.
11. Alte Pyometra.
12. Euthyreote Struma nodosa.
13. Alterstaubheit.
14. Marasmus senilis bei allgemeiner Organinvolution.

Tabelle 4. Polypathie bei einer 111 Jahre und 5 Monate alten Frau

I. Polypathie des Herzens	II. Polypathie der übrigen Organe
7 Leiden	14 Leiden

= 21 Leiden und Krankheiten im Höchstalter

Die Sektionsergebnisse erlauben im Verein mit den pathologisch-anatomischen Untersuchungen an weiteren Langlebigen (Franke, Linzbach, Steinmann, u. a. m.) folgende Schlußfolgerung:
Mit fortschreitendem Alter nimmt die mittlere Zahl krankhafter Veränderungen am Herz und an den anderen Körperorganen zu. Die kardiale Polypathie erklärt die Zunahme der Herzinsuffizienz im Alter. Nicht die einzelne Krankheit oder das isolierte Leiden, sondern ihre Zunahme ist ein wahrer Alternsvorgang, zumal diese kardiale und globale Polypathie des Gesamtkörpers eine sehr gute streng lineare Korrelation mit dem Lebensalter zeigt (Franke, Gsell, Lindner). Da auch in mathematischer Beziehung der Letalitätsquotient an Herzkrankheiten und an allgemeinen Leiden mit zunehmendem Lebensalter der Gompertz'schen Formel über die exponentielle Zunahme der Sterberate für alle Todesursachen entspricht, hat Linzbach auf der Grundlage des Polypathie-Geschehens eine neue pathologisch-anatomisch begründete Alternstheorie aufgestellt. Wir selbst haben hierzu einige wissenschaftliche Baustellen geliefert, zumal wir bereits 1976 die These vertreten haben: „Die Herzkrankheiten spielen in der Geriatrie deshalb eine so große Rolle, weil die zunehmende Alterspolypathie des Herzens auf die Polypathie des alternden Gesamtkörpers trifft".

6. Zusammenfassung

Das Herz- und Kreislauf-System des alternden Menschen weist eine Reihe morphologischer, funktioneller und klinischer Besonderheiten auf.
Änderungen nach Herzform, -größe und -gewicht, an Koronarien, Klappen und Aorta gehen mit charakteristischen Veränderungen verschiedener hämodynamischer Parameter einher. Es resultiert eine Abnahme der Anpassungsfähigkeit an körperliche Belastungen und eine erhöhte Versagensbereitschaft.
Dennoch ist die Herzinsuffizienz im Alter nicht als physiologisch anzusehen, sondern durch das Zusammentreffen der zunehmenden Alterspolypathie des Herzens (koronare Herzkrankheit, Arteriosklerose, Hypertrophie, Klappenveränderungen, disseminierte degenerative Veränderungen) und der Polypathie bzw. Multimorbidität des alternden Gesamtorganismus bedingt. Die verschiedenen Formen der ischämischen Herzkrankheit (Angina pectoris, Infarkt, Insuffizienz, Arrhythmien) weisen im höheren Lebensalter vermehrt atypische Verläufe, Komplikationen und eine erhöhte Sterblichkeit auf.

Im Vergleich mit jüngeren Altersstufen besteht bei Überhundertjährigen eine vermehrte Neigung zur Nykturie, ein stärkeres Bedürfnis zum Schlafen mit mehreren Kopfkissen und ein Nachlassen der stenokardischen Beschwerden trotz vorhandener Kardiosklerose. Die Blutdruckverhältnisse bei 118 Langlebigen zeigen im Durchschnitt normale Werte. Die speziellen kardiovaskulären Verhältnisse bei Höchstbetagten hängen von deren Vitalitätsgraden ab.

Nach unseren Untersuchungen an bisher 575 Höchstbetagten ist die wahrscheinlich genetisch bedingte kardiovaskuläre Situation für das Erreichen dieser Altersstufe vorwiegend verantwortlich. Anschließend wird auf die klinisch und anatomisch belegte kardiale Polypathie mit sieben Affektionen der bisher ältesten von uns beobachteten und abduzierten Langlebigen, einer nachweislich 111 Jahre und 5 Monate alt gewordenen Frau, hingewiesen.

Literatur

1. Bachmann K, Reitmeier H, Graf N (1970) Dtsch Med Wschr 95: 307–312
2. Beck OA, Hochrein H (1975) Dtsch Med Wschr 100: 2133–2137
3. Brandfonbrener M, Landowne M, Shock NW (1955) Changes in cardiac output with age. Circulation 12: 557–566
4. Bravermann AM (1965) Report on the life and death of a women of 101 years of age. Geront Clin 7: 365
5. Caird FI, Dall JLC, Kennedy RD (1976) Cardiology in old age. Plenum Press, New York London
6. Caird FJ, Dall JLC (1978) The cardiovascular system. In: Brocklehurst JC (ed) Textbook of Geriatric Medicine and Gerontology. 2. Ed. Churchill Livingstone; Edinburgh London New York, pp 125–157
7. Cazalis A: Zit. nach Cazalis H (1891) Hygiéne et Régime des Arthritiques. Paris, Librairie Octave D'voin. Editeur: 8 Place de l'odéon 8, S 2
8. Delore P, Marin A, Lambert R (1957) Sur la fin D'une centenaire non cliniquement malade. Presse Méd 65: 557
9. Finch CE, Hayflick L (1977) Handbook of the biology of aging. Van Nonstrand Reinhold Company, New York
10. Franke H, Carstensen G (1962) Zur Bewertung und Behandlung arterieller Gefäßerkrankungen im Alter. Internist 3: 172–185
11. Franke H, Bracharz H, Laas H, Moll E (1970) Studien an 148 Hundertjährigen. Dtsch Med Wschr 95: 1590
12. Franke H (1973) Das Wesen der Polypathie bei 100jährigen. In: Schubert u. Störmer: Schwerpunkte in der Geriatrie. Ber Symp Dt Ges Gerontol Nürnberg. Banaschewski, München
13. Franke H, Bracharz H, Gall L (1973) Herz und Kreislauf bei Hundertjährigen. Münch Med Wschr 115: 85–94
14. Franke H, Gall L, Chowanetz W (1976) Über das sog. Altersherz bei 50- bis 100jährigen. Z Kardiol 65: 945–963

15. Franke H (1978) Das anscheinend gesunde Herz im Alter und zum Problem seiner Behandlungsbedürftigkeit. Z Gerontologie 11: 446–459
16. Franke H, Gall L, Chowanetz W: Gibt es ein sogenanntes Altersherz? Ärztl Praxis 30: 2562–2564; 2616–2624
17. Franke H, Schramm A (1980) Herz- und Kreislaufbefunde im höchsten Lebensalter. Akt Gerontol 10: 137–147
18. Freudenberg H, Knieriem HJ, Möller C, Janzen Ch (1974) Basic Res Cardiol 69: 161–203
19. Gsell O, Merian P (1964) Klinische Charakteristika der Krankheiten im hohen Alter. In: Krankheiten der über Siebzigjährigen. Huber, Bern Stuttgart
20. Haranghy LE, Beregi E, Leslo M (1965) Gerontological studies on hungarian centenarians. Akadémiae Kiadó Alkotomany, Budapest
21. Harris R (1964) The cardiac parodoxon of the senior citizen. NY J Med 64: 2461
22. Hollmann W, Rost R (1976) Die Belastbarkeit des älteren kreislaufgeschädigten Menschen im Training. In: Kardiologische Prävention und Rehabilitation am Wohnort. Hamburg S 29
23. Knieriem HJ (1974) Quantitative morphologische Untersuchungen zur Koronarsklerose und Koronarinsuffizienz. In: Das chronisch kranke Herz. Grundlagen der funktionellen Diagnostik und Therapie. Stuttgart New York
24. Linzbach AJ, Boateng E (1979) Das Herz im Alter. Materia Medica Nordmark 31: 140–154
25. Linzbach AJ, Akuamoa-Boateng E (1973) Die Alternsveränderungen des menschlichen Herzens. I. Das Herzgewicht im Alter. II. Die Polypathie des Herzens im Alter. Klin Mschr 51: 156–168, 169–175
26. Master AM, Lasser EP (1961) Blood pressure elevation in the elderly. In: Hypertension: Recent advances. Philadelphia
27. May SH, Avila V, Margouleff D (1968) Hearts in the Tenth-Decade. Arch Int Med 121: 141–144
28. Oberwittler W, Hauss H (1975) Herz und Gefäße. In: Geriatrie in der Praxis. Springer, Berlin Heidelberg New York
29. Pippig L (1977) Klinik des Altersherzens. Münch Med Wschr 119: 1079–1085; 1125–1132
30. Pomerance A (1976) Pathology of the Myocardium and Valves. In: Cardiology in old age. Ed. by: Caird, FJ, Dall JLC, Kennedy RD. Plenum Press, New York London, pp 11–53
31. Rivier JL (1975) Herzkrankheiten. In: Ein kurzes Lehrbuch der Geriatrie S. 67 (Bern)
32. Schmitt J (1974) Sport beim alternden Menschen. Med Klinik 69: 364–366
33. Steinmann B (1966) Über Hundertjährige. Geront Clin (Basel) 8: 23
34. Suter F (1897) Z Exp Path u. Pharmakol 39: 289–332
35. Verzar F (1965) Experimentelle Gerontologie, Stuttgart
36. Vischer AW, Roulet FG (1952) Beobachtungen an zwei Hundertjährigen. Virchows Arch Path Anat 321: 652
37. Walter J, Franke H, Ganse M (1972) Bewertung arterieller Gefäßerkrankungen im Alter. Z Präklin Geriatr 2: 249
38. Wezler K (1969) Physiologische Aspekte des Alterns des Herzens. Z Gerontol 2: 211–228; 319–329
39. Wiggers CJ (1932) Amer Int Med 6: 12–30
40. Zapfe H (1970) Das Herz im Alter. Internist 11: 237

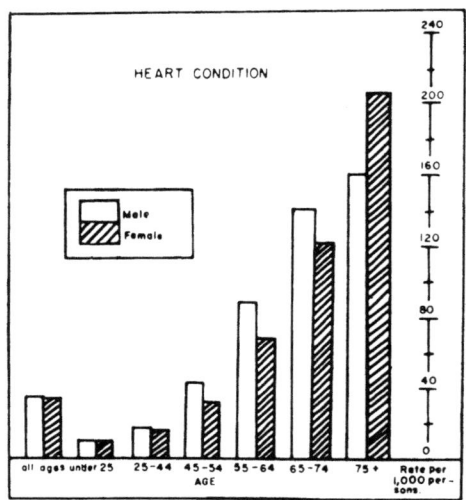

Abb. 1

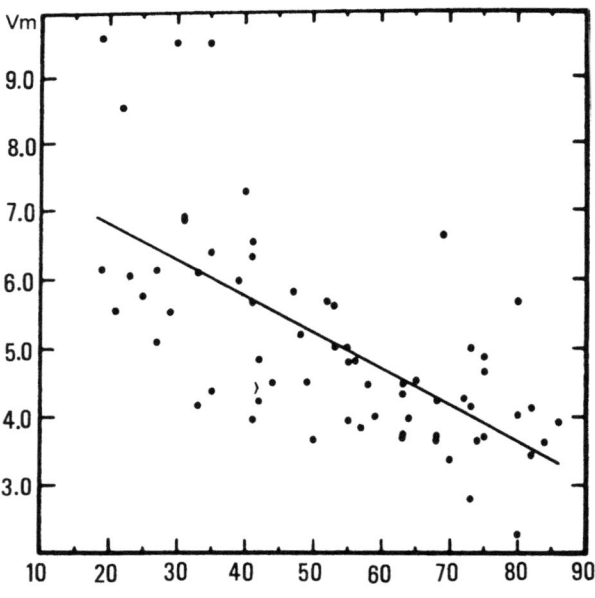

Abb. 2

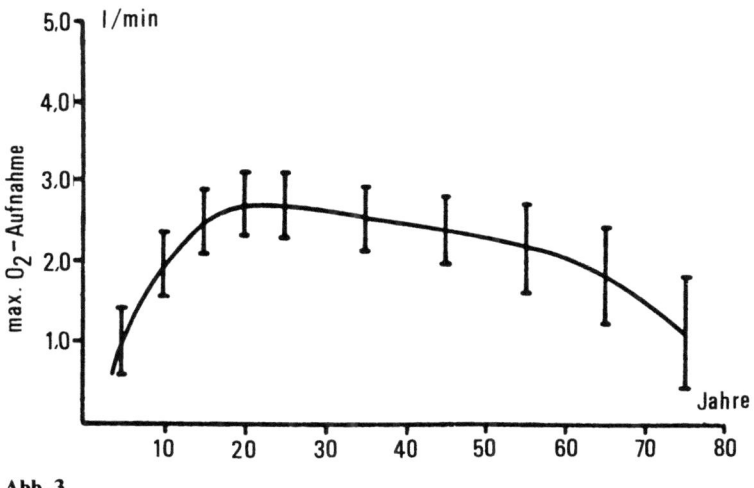

Abb. 3

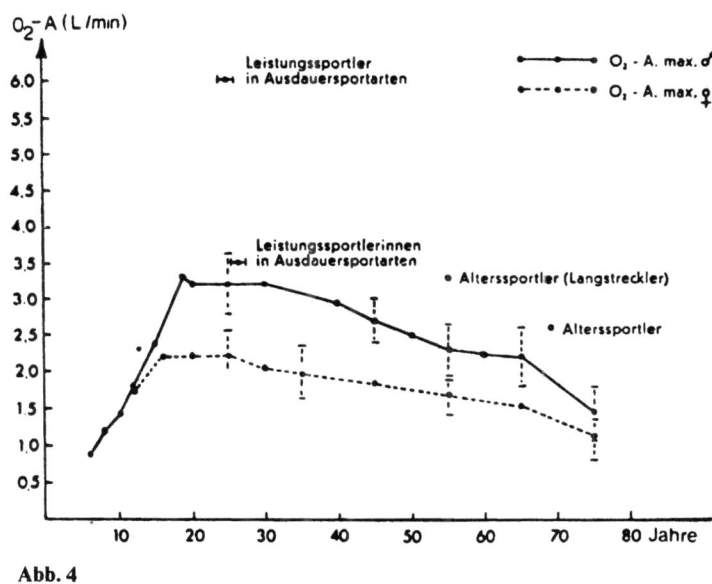

Abb. 4

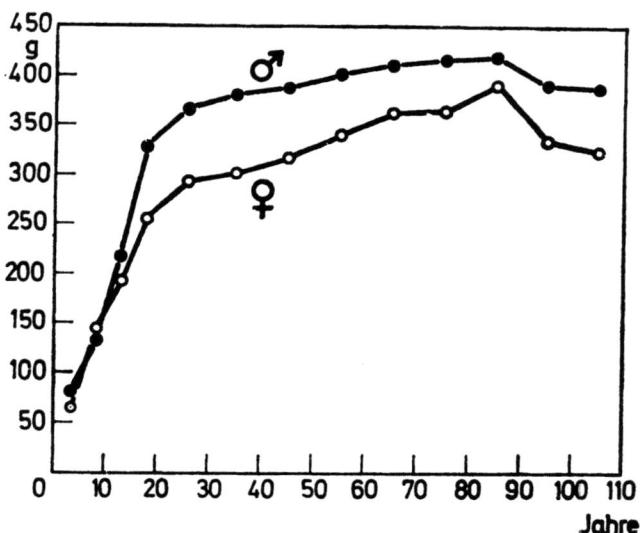

Abb. 5

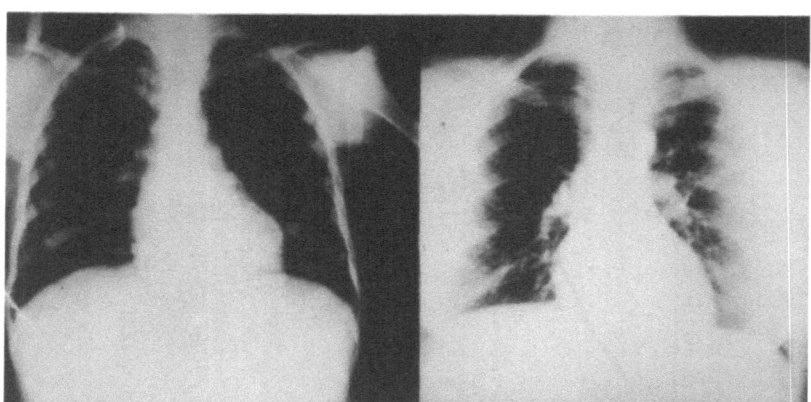

Abb. 6. *Links:* Form, Größe und Lage des Herzens eines 17jährigen Mädchens (24. 5. 1956). *Rechts:* Nach 19 Jahren: Änderung des röntgenologischen Herzschattens bei derselben Probandin; nunmehr 36 Jahre (22. 1. 1975)

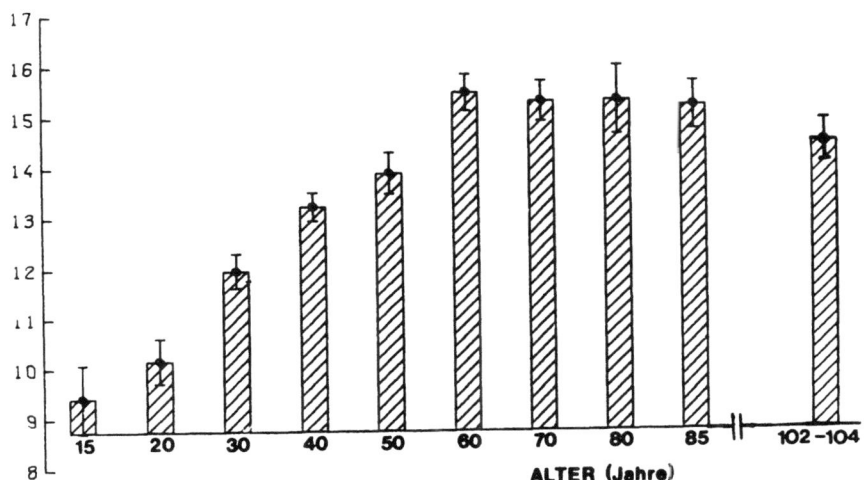

Abb. 7

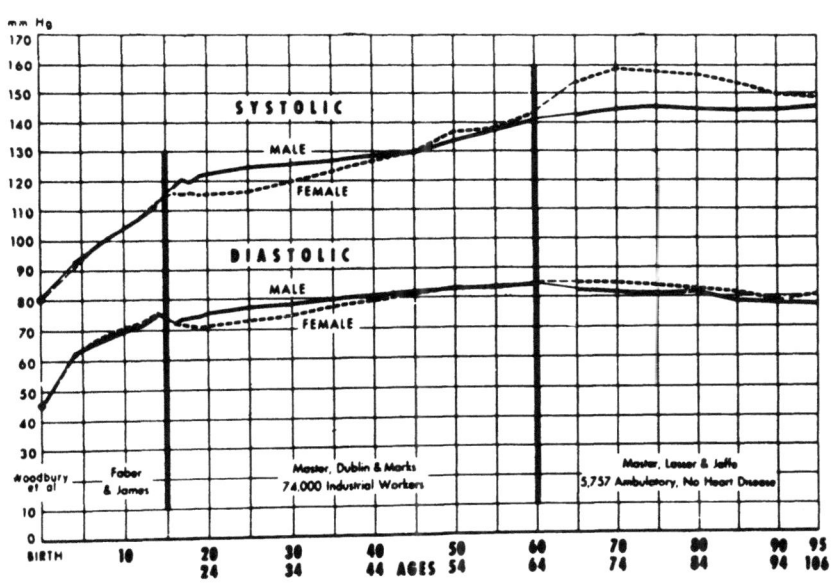

Abb. 8

Die Polypathie des alternden Herzens besteht in

einer Koronarkrankheit bei stenosierender Koronarsklerose

einer Arteriolosklerose der intramuralen Gefäße

einer Hypertrophie der Herzkammern (li. stärker als re.)

Veränderungen der Mitral- und der Aortenklappe

disseminierten degenerativen Myokardveränderungen nach früheren Myokarditiden und bei Arteriolosklerose

Abb. 9

Aktuelle Daten zur Alterskardiologie.
Invasive Diagnostik – Operative Therapie

O. E. Durst, M. Hubmann, W. Weiß und E. Lang

1. Vorbemerkung

Die Berechtigung des Begriffs „Alterskardiologie" leitet sich ab von einer zweifachen Forderung an Diagnostik und Therapie bei Erkrankungen des Herzens im höheren Lebensalter. Sie betrifft zum einen die subtile kardiologische Diagnostik und Therapie, wie sie auch im jüngeren Erwachsenenalter geübt wird, zum anderen aber auch – und zwar mehr als im jüngeren Alter – die Berücksichtigung begleitender Erkrankungen, die das therapeutische Vorgehen erschweren und bei der Notwendigkeit, mehrere Erkrankungen gleichzeitig behandeln zu müssen, den Verlauf auch durchaus komplizieren können.

Der Kranke in der Alterskardiologie darf also nicht nur als kardiologischer Patient gesehen werden, dessen Multimorbidität sich mehr oder weniger um das Herz herum – weitgehend unabhängig vom Alter – äußert, sondern auch als alternder und alter Mensch d.h. gerontologisch und damit auch unter dem Aspekt der altersbezogenen Multimorbidität – einem wesentlichen Phänomen des Alterns (Abb. 1 und 2).

2. Eigene Untersuchungen

Ziel einer invasiven kardiologischen Diagnostik, also der Herzkatheteruntersuchung, ist die Objektivierung von subjektiven Beschwerden und klinischer Befunde, die durch nicht invasive Untersuchungen im Vorfeld erhärtet sind.

Die invasive Diagnostik durch Herzsondierung muß als diagnostisches Verfahren gesehen werden, das uns alleine erlaubt, eine exakte Aussage über die hämodynamische Bedeutsamkeit von Herzklappenerkrankungen auf der einen Seite, sowie die regionalen morphologischen Veränderungen bei der koronaren Herzkrankheit auf der anderen Seite zu machen. Für die Indikation spielt das Lebensalter nur insofern eine Rolle, als die Lebenserwartung, Art und Anzahl begleitender Erkrankungen und die zur Erfüllung der Alltagsbelastungen notwendige Leistungsfähigkeit vom Lebensalter abhängt.

Wesentliche Voraussetzungen, die auch die Dringlichkeit der Indikation zum invasiven Vorgehen mitentscheiden, ergeben sich aus dem Beschwerdebild entsprechend der NYHA-Klassifikation (Abb. 3).

3. Herzklappenfehler und Lebensalter

Obduktionsergebnisse bei über 80jährigen zeigen, daß erworbene Herzklappenfehler auch bei älteren Menschen keine Seltenheit sind. So wurden bei bis zu 18% der Untersuchten Veränderungen an den Herzklappen gefunden. Die eigenen Untersuchungen ergaben eine Altersverteilung wie sie aus den Abb. 4, 5 und 6 zu erkennen ist.
Aus rein kardiologischer Sicht ist die Indikation zur invasiven Diagnostik und ggf. zum operativen Vorgehen gegeben, wenn ein Herzklappenfehler das hämodynamische Stadium 3 oder 4 erreicht hat oder es in den Stadien 1, 2 zu Komplikationen gekommen ist. Ich denke hier vornehmlich an die Embolien bei *Mitralklappenfehler*. Selbstverständlich muß bei der Beurteilung der Indikation zum kardiochirurgischen Vorgehen die Lebenserwartung der nicht operierten Herzklappenpatienten einbezogen werden. Man kann davon ausgehen, daß rund 85% der Patienten mit einer Mitralklappenstenose Grad 3 innerhalb von 10 Jahren versterben.
Bei der *Aortenklappenstenose* muß das Auftreten von synkopalen Anfällen und einer Angina pectoris als risikobelastender Faktor für die Indikation gesehen werden. So liegt die mittlere Lebenserwartung nach Auftreten einer Angina pectoris bei 4,7 Jahren, nach der ersten Synkope bei 3,2 Jahren und nach dem Einsetzen der Herzinsuffizienz bei weniger als 1 Jahr. Mitentscheidend für die Indikationsstellung ist die Tatsache, daß nach Ross und Braunwald die Überlebensrate nach Aortenklappenersatz jener der Normalbevölkerung entspricht, wenn die Frühmortalität – sie hat in den letzten Jahren durch Verbesserung der Vorbedingungen deutlich abgenommen – berücksichtigt wird. Dies gilt auch für den älteren Patienten. Hier ist zudem zu berücksichtigen, daß nach einer Statistik aus dem Jahr 1973 der Spontanverlauf bei den Patienten über 60 Jahren im Hinblick auf die Letalität wesentlich ungünstiger ist als bei Patienten vergleichbaren Schweregrades eines Aortenklappenfehlers jüngeren Lebensalters.
Für die Spätkomplikationen und Spätletalität der Herzklappenoperationen sind sicher Art der eingesetzten Prothese sowie das Konzept der medikamentösen Langzeittherapie – ich denke hier auch an die Behandlung mit Antikoagulantien – mit verantwortlich. Bereits jetzt läßt sich erkennen, daß durch die Weiterentwicklung heterologer Herzklap-

penimplantate Spätkomplikationen reduziert werden können, zumal embolische Komplikationen bei diesen Klappentypen seltener sind und eine Antikoagulantientherapie, die immer wieder, besonders bei älteren Menschen, Ursache lebensbedrohlicher Blutungen ist, nicht mehr notwendig erscheint.
Zu berücksichtigen ist selbstverständlich, daß mit zunehmendem Alter Herzklappenerkrankungen durch eine gleichzeitig bestehende koronare Herzerkrankung kompliziert sind, d. h. daß bei der Beurteilung des Risikos bei älteren Menschen häufiger gegen die Operation wird entschieden werden müssen (Abb. 7, 8, 9).

4. Koronare Herzkrankheit

Wesentlich bedeutsamer für die Alterskardiologie ist die *Koronare Herzerkrankung*. Sie nimmt eine zentrale Stellung in einer kardiologischen Abteilung ein.
Wie die Abb. 10 zeigt, ist mit zunehmendem Alter auch mit einer Zunahme der hämodynamischen Wirksamkeit der Koronarsklerose zu rechnen. So ist die Dreigefäßerkrankung insbesondere bei Männern über 60 die dominierende Form der koronaren Herzkrankheit (Abb. 11). Das bedeutet, daß alleine aufgrund dieser typischen Konstellation bei den Über-60jährigen mit einer relativ hohen 5-Jahresletalität, nämlich mit 50–60%, zu rechnen ist.
Auf der anderen Seite müssen die guten Ergebnisse im Hinblick auf die Langzeitüberlebensrate gesehen werden, die nach einem aortokoronaren Bypass bei Mehrfacherkrankungen vor allem von Lichtlen gefunden wurden. Nach seinen Untersuchungen leben nach 5 Jahren noch 90% aller Patienten, die wegen einer Zweigefäßerkrankung operiert wurden und 85% Patienten, die einen Dreifach-Bypass erhielten. Daraus läßt sich ableiten, daß die Indikation zum aortokoronaren Bypass durchaus auch bei älteren Menschen diskutiert werden muß, wenn der Patient symptomatisch ist und mehr als ein Gefäß hämodynamisch wirksame koronarsklerotische Veränderungen aufweist. Selbstverständlich müssen gerade beim älteren Menschen die wesentlichen Voraussetzungen für den Operationserfolg gegeben sein. Diese sind:
1. eine mindestens 75%ige Stenosierung,
2. das Arterienkaliber nach dieser Stenosierung muß mindestens noch 1–1,5 mm sein,
3. die Auswurffraktion muß für eine ausreichende Ventrikelfunktion sprechen,
4. es sollte mehr als ein Gefäß betroffen sein, es sei denn, es handelt sich

um eine hochsitzende Stenose am Ramus descendens anterior proximal des Abgangs des ersten septalen Astes, und schließlich

5. es müssen Kontraindikationen durch begleitende Erkrankungen oder Funktionsstörungen ausgeschlossen sein.

Aus Abb. 12 ist zu entnehmen, daß das Alter für den Erfolg der koronarchirurgischen Intervention keine entscheidende Rolle spielt.

Die Operationsletalität, die unabhängig von der Anzahl der auszuführenden Bypässe bei gut erhaltener Kontraktilität des linken Ventrikels in großen kardiochirurgischen Zentren unter 2% liegt und damit unterhalb der jährlichen Absterbequote von Patienten mit einer Eingefäßerkrankung, die 2,2% beträgt, ist bei älteren Menschen nicht höher als bei jüngeren Vergleichspersonen.

Wir alle wissen um die Diskussion über die prognostische Bedeutung der koronarchirurgischen Behandlung im Hinblick auf die Letalität. Wir wissen auch, daß die vorgelegten Statistiken durchaus angreifbar sind, doch meinen wir, daß allein die Tatsache, daß bis zu 94% der Operierten mit gravierender Angina pectoris in der Symptomatik erheblich verbessert oder sogar beschwerdefrei werden, in der Beurteilung der Indikation mit entscheiden sollte. Im Vergleich zur medikamentösen Therapie (Beschwerdefreiheit ca. 32%) ist das operative Vorgehen (Beschwerdefreiheit 62%) eindeutig überlegen.

5. Besondere Vorbedingungen beim älteren Menschen

Außer diesen vor allem auf die kardiologische Situation bezogenen Vorbedingungen für invasive Diagnostik und kardiochirurgische Intervention müssen beim älteren Menschen zusätzliche Vorbedingungen erfüllt sein, die Einfluß auf das Operationsrisiko und die Langzeitprognose nehmen.

Es muß nochmals betont werden, daß vor allem aufgrund der Fortschritte der präoperativen Diagnostik, der Einführung moderner anaesthesiologischer Verfahren, ausgereifter Operationstechniken und vor allem einer verbesserten postoperativen Überwachung die intraoperative Letalität und auch die Frühletalität nach der Operation erheblich gesenkt werden konnten, so daß das Alter grundsätzlich keine Kontraindikation auch für eine Herzoperation mehr darstellt.

Auf der anderen Seite ist jedoch zu berücksichtigen, daß mit fortschreitendem Alter Organfunktionsstörungen zunehmen und Krankheiten nicht nur häufiger werden, sondern auch häufiger gleichzeitig nebeneinander bestehen. Das bedeutet aber, daß mit dem Alter – nicht wegen des Alters – Kontraindikationen für einen kardiochirurgischen Eingriff aus nichtkardiologischen Gründen zunehmen.

Zu nennen sind vor allem die Kontraindikationen, die durch inkurable zweite Erkrankungen wie Malignome oder Systemerkrankungen entstehen. Belastet ist das Operationsrisiko vor allem auch bei schweren Hochdruckkrankheiten, bei Störungen der Leber- und Nierenfunktion und vor allem bei einer Einschränkung der Lungenperfusion und der Diffusion. Vor allem letztere nehmen mit dem Alter zu und stellen dann eine absolute Kontraindikation auch für die weiterführende invasive Diagnostik dar, wenn sich ein Therapieversuch nicht als erfolgreich erweist (Abb. 13).

Schwieriger ist die Beurteilung der zerebrovaskulären Insuffizienz als Kontraindikation für ein invasiv diagnostisches oder chirurgisch intervenierendes Vorgehen. Die zerebrovaskuläre Insuffizienz kann einerseits ihre Ursachen alleine in den arteriosklerotischen Gefäßveränderungen haben, andererseits ist sie jedoch häufig die Folge von Arteriosklerose und Herzinsuffizienz zugleich. Für die Indikationsstellung ist daher die kardiale Rekompensation die entscheidende Voraussetzung.

6. Zusammenfassung und Schlußfolgerung

1. Das kalendarische Alter des Patienten stellt grundsätzlich keine Kontraindikation für spezielle Diagnostik und operatives Vorgehen dar.
2. Das Operationsrisiko hängt vor allem ab vom biologischen Alter, d.h. auch davon, ob der natürliche Alternsprozeß des Organismus durch zusätzliche Erkrankungen belastet ist.
3. Entscheidend für die Indikationsstellungen zur invasiven Diagnostik und insbesondere zu einem kardiochirurgischen Eingriff im höheren Lebensalter ist neben den objektiven kardiologischen Befunden die zu erwartende Beeinflußbarkeit der Beschwerden und die voraussichtliche Verbesserung der Lebenserwartung.

Literatur

1. Ahmad A, Starr A (1969) British Heart Journal 32: 322
2. Durst OE, Lang E, Weikl A, Kessel R (im Druck) Angiocardiology
3. Ellis LB, Harken DE (1964) New Engl J Med 270: 643
4. Hall RF, Coll (1975) Circulation [Suppl II] Abstract 352 52: 4
5. Lichtlen P (1975) Langenbecks Arch Chir 339: 539
6. Loop FD, Coll (1973) Ann Surg 178: 399
7. Mundth ED, Austen WG (1975) New England J Med 293: 13, 75

8. Oh W, Hickmann R, Emanuel R, Mc Donal L, Sommerville J, Ross D, Ross K, Gonzales-Lavin L (1973) Brit Heart J 35: 174
9. Olsen HK, Warburg E (1958) Acta Med Scand 160: 437
10. Ross JJr, Braunwald E (1968) Circulation 37/38 [Suppl 5]
11. Rothlin M, Senning A (1977) Internist 18: 322
12. Schlichter GJ, Hellerstein HK, Katz CN (1954) Medicine (Baltimore) 33: 43
13. Stiles QR, Lindesmith GG, Tucker BL, Hughes RK, Meyer BW (1976) Circulation 54: III-32

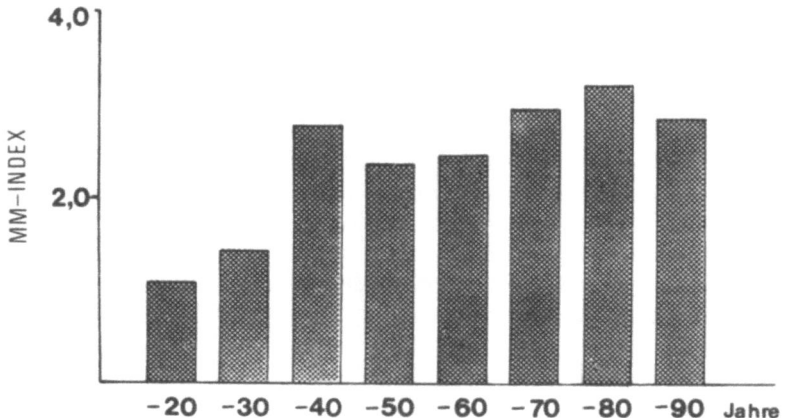

Abb. 1. Kardiologisches Krankengut

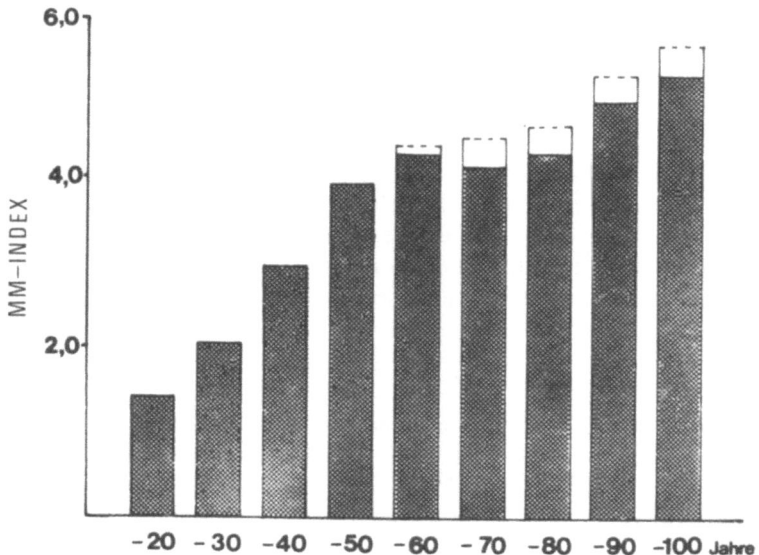

Abb. 2. Internistisches Krankengut

NYHA I	keine Beschwerden auch bei starker Belastung
NYHA II	Beschwerden bei starker körperlicher Belastung
NYHA III	Beschwerden bei geringer körperlicher Belastung
NYHA IV	Beschwerden bereits in Ruhe

Abb. 3. Beschwerdegrade

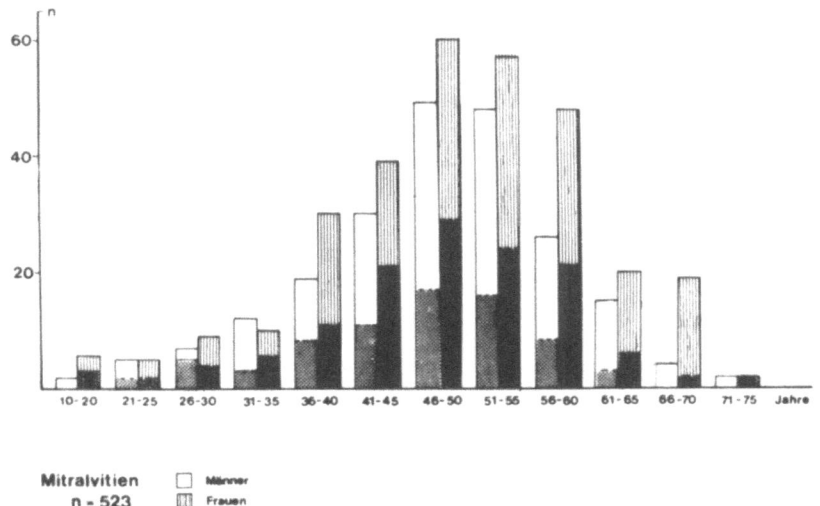

Abb. 4

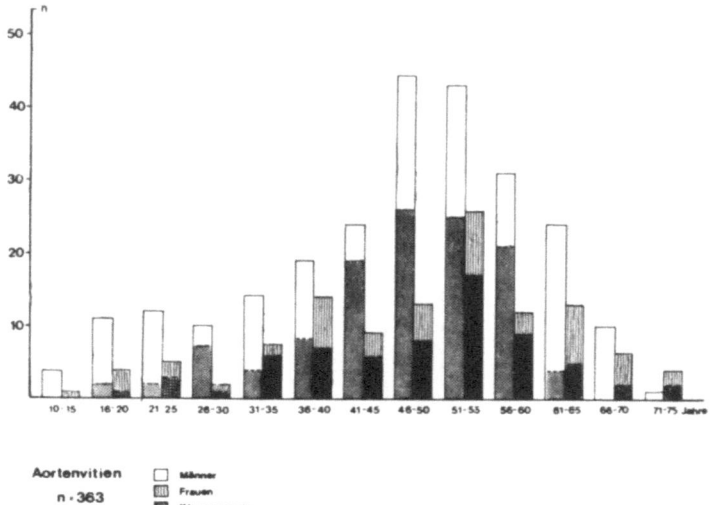

Abb. 5

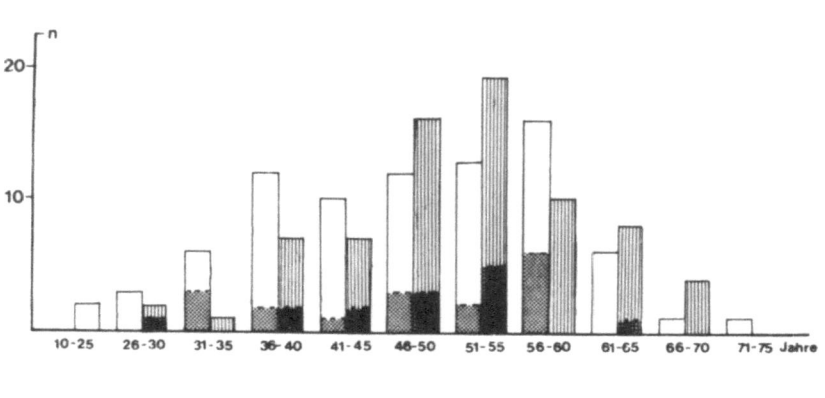

Abb. 6

Mitralvitien:	523	Pat. gesamt
	48,87	Mittl. Alter
	218	**Männer**
	48,32	Mittl. Alter
	305	**Frauen**
	49,27	Mittl. Alter
Mitralvitium u. KHE	78	**Männer**
	52,99	Mittl. Alter
	60	**Frauen**
	56,97	Mittl. Alter

Abb. 7

Aortenvitien:	363	Pat. gesamt
	48,04	Mittl. Alter
	247	**Männer**
	46,6	Mittl. Alter
	116	**Frauen**
	49,87	Mittl. Alter
Aortenvitium u. KHE	77	**Männer**
	54,69	Mittl. Alter
	26	**Frauen**
	60,12	Mittl. Alter

Abb. 8

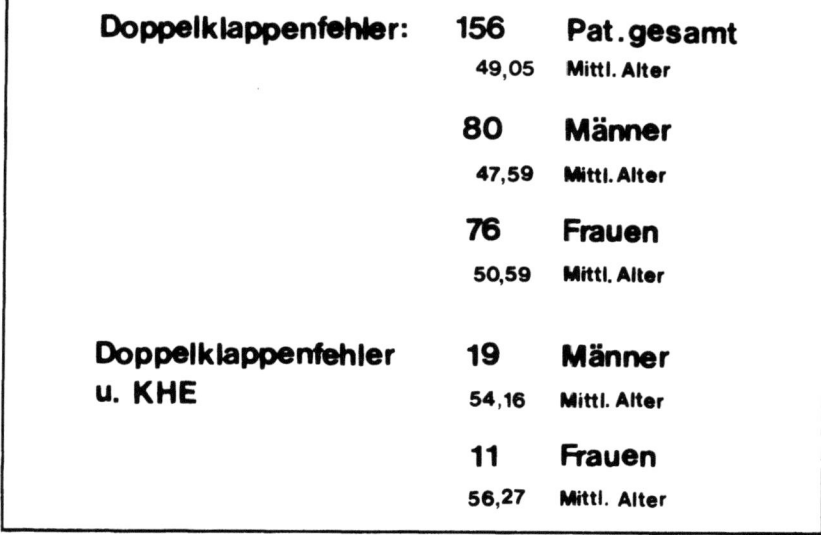

Abb. 9

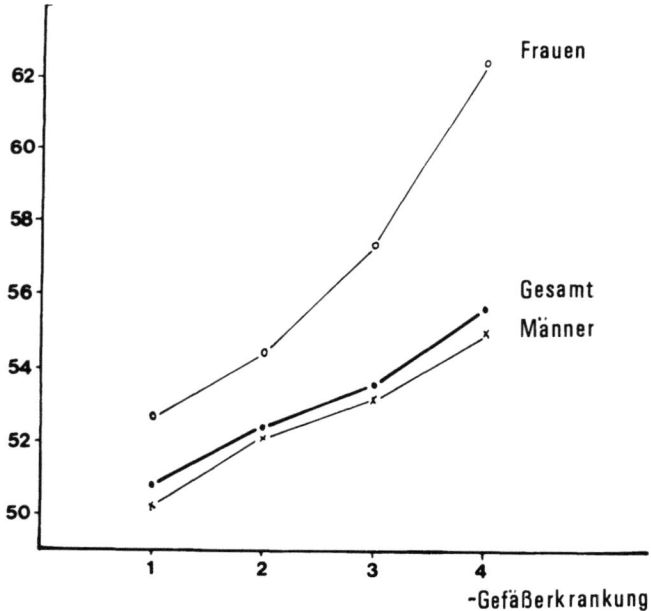

Abb. 10. Koronare Herzerkrankung (mittleres Alter)

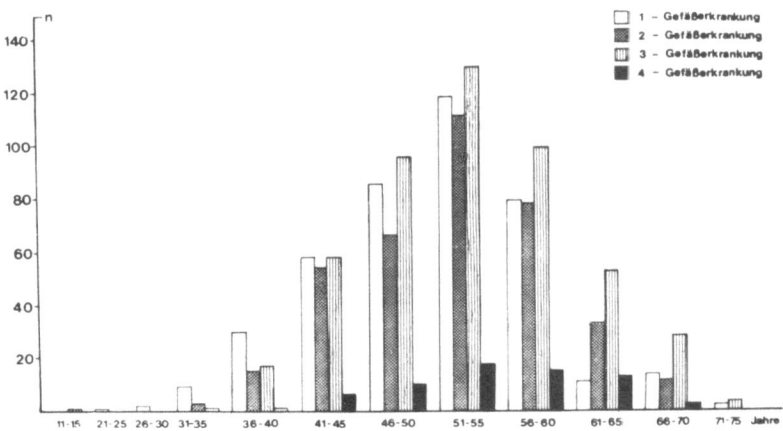

Abb. 11. Koronare Herzerkrankung Männer (n. 1327)

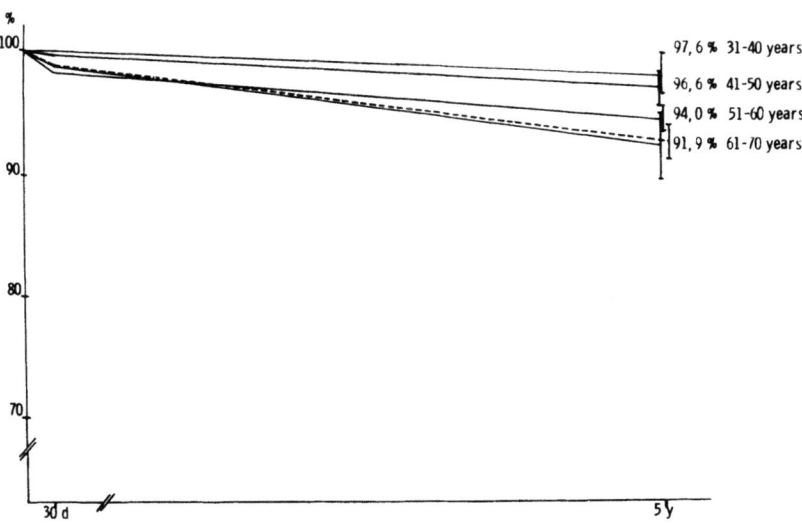

Abb. 12. 5-Jahres Überlebensrate in verschiedenen Altersgruppen

Malignome
Systemerkrankungen
Erkrankungen mit schweren Blutgerinnungsstörungen
Schwerer Hochdruck
Allgemeine Arteriosklerose
Leberinsuffizienz
Niereninsuffizienz
Schwere Lungenperfusions- und Diffusionsstörungen

Abb. 13. Kontraindikationen für eine intravasive Diagnostik

Gerontologische Voraussetzungen für die Herztherapie im Alter

C.-J. Estler

Arzneimittel wirken in allen Lebensaltern prinzipiell gleichartig, doch können altersbedingte morphologische und funktionelle Veränderungen des Organismus einzelne Wirkungsparameter, wie z. B. die Pharmakokinetik, aber auch die Pharmakodynamik modifizieren, so daß es im Alter zu Änderungen der Wirkungsstärke, der Wirkungsdauer oder des Nebenwirkungsrisikos von Arzneimitteln kommen kann.

1. Generelle Einflüsse des Alters auf die Arzneimittelwirkung

Pharmakokinetik

Arzneimittelliberation (Biopharmazeutische Phase der Arzneimittelwirkung). Auf die biopharmazeutische Phase der Arzneimittelwirkung, d. h. die Freisetzung des Wirkstoffs aus der Arzneiform, hat das Alter wohl nur einen sehr geringen Einfluß. Es wird diskutiert, ob bei einer Hypazidität oder Anazidität die Auflösung von Kapseln und überzogenen Tabletten anders abläuft, als bei normalen Säureverhältnissen im Magen; es ist jedoch nicht hinreichend geklärt, ob das zu einer faßbaren Wirkungsänderung führt.

Enterale Resorption. Der Einfluß des Alters auf die enterale Resorption dürfte ebenfalls gering sein. Der pH-Wert im Magen, der bestimmend ist für die gastrale Resorptionsrate saurer Pharmake, kann zwar im Alter u. U. wegen einer Hypazidität oder Anazidität erhöht sein [18], doch können Arzneimittelmoleküle, die im Magen wegen einer Anazidität evtl. nicht resorbiert worden sind, in der Regel im Dünndarm doch noch zur Resorption kommen.
Auch die Bedeutung einer im Alter nicht seltenen Hypomotilität des Magens und speziell des Dünndarms ist schwer abzuschätzen. Eine Hypomotilität verlängert die Kontaktzeit des Wirkstoffs mit der resorbierenden Darmschleimhaut und sollte damit die Resorption verbessern, doch kommt ein weiterer, für die Arzneimittelresorption aus dem Magen-Darm-Kanal wichtiger Faktor hinzu: die Schleimhautdurchblutung. Sie ist insofern wichtig, als sie für die Aufrechterhaltung eines

Konzentrationsgradienten und den Abtransport der resorbierten Wirkstoffe sorgt. Nach Bender [2] nimmt die intestinale Durchblutung im Alter um bis zu 50% ab.
Offenbar kompensieren sich die positiven Auswirkungen der verlangsamten Darmpassage und der negative Effekt der verminderten Darmdurchblutung, denn den allerdings relativ spärlichen klinischen Untersuchungen (Übersicht bei Dietze und Laue [8], zufolge, ist die enterale Resorption der meisten Pharmaka im Alter kaum verändert. Eine Ausnahme scheinen Pharmaka zu machen, die über einen aktiven Transport resorbiert werden, wie z. B. Eisen. Ihre Resorption kann im Alter vermindert sein [7].

Verteilung. Das Verteilungsmuster von Pharmaka im Körper wird bestimmt durch die Organdurchblutung, die Größe der Verteilungsräume und durch spezifische und unspezifische Bindungen der Stoffe im Blut (z. B. an Plasmaproteine) oder in den Organen. Diese Faktoren können im Alter erhebliche Veränderungen erfahren [1, 3, 12, 16, 19, 20].
Das biologische Altern geht u. a. einher mit einer Veränderung der Körpermasse und der Körperzusammensetzung. Beim 70–80jährigen ist das Körpergewicht gegenüber dem 20–30jährigen um etwa 10% vermindert. Dabei verändern sich auch die Organgewichte und das Verhältnis der Organgewichte zueinander (Tabelle 1). Zusätzlich kommt es zu Änderungen der Körper- und Organzusammensetzung. Die relative Masse an Körperfett nimmt von ca. 15% auf ca. 30% des Körpergewichts zu; das Gesamtkörperwasser ist vermindert, und zwar vorwiegend auf Kosten der intrazellulären Flüssigkeit, so daß sich das Verhältnis von extrazellulärer zu intrazellulärer Flüssigkeit zugunsten der extrazellulären Flüssigkeit verschiebt (Tabelle 2).
Für die Pharmakokinetik bedeuten die geschilderten Verschiebungen eine nicht unerhebliche Veränderung der Verteilungsräume. Der relativ größere Anteil des Fettgewebes an der Gesamtkörpermasse bringt es z. B. mit sich, daß lipophile Stoffe dort stärker und länger gespeichert werden können, was z.T. den verstärkten Hang-over von Narkotika und Hypnotika erklären mag. Die relative Abnahme der Skelettmuskulatur bedeutet eine verminderte unspezifische Bindungskapazität für Herzglykoside, da beim jungen Menschen 40% der im Körper vorhandenen Herzglykoside an die Skelettmuskulatur gebunden werden [11]. Beim alten Menschen mit seiner stark reduzierten Muskelmasse stehen also mehr Glykosidmoleküle für die Reaktion mit Rezeptoren am Herzen zur Verfügung.
Die im Alter nicht selten anzutreffende Verminderung der Plasmaproteine ist mit einer verminderten Bindungskapazität für Pharmaka im

Tabelle 1. Änderungen des relativen Organgewichts im Alter (70–80 vs 20–30 Jahre). Nach [1]

Herz	+ 11%
Lunge	+ 11%
Gehirn	+ 5%
Skelettmuskulatur	− 40%
Milz	− 28%
Leber	− 20%
Nieren	− 9%

Tabelle 2. Änderung der Flüssigkeitsräume im Alter. Nach [5]

	Junger Erwachsener	Alter
	% des Körpergewichts	
Gesamtkörperwasser	60	52
Plasmavolumen	5	7
Interstitielle Flüssigkeit	15	18
Intrazelluläre Flüssigkeit	40	27

Blut gleichzusetzen [18]. Da die reversible Bindung von Pharmaka an Plasmaproteine im wesentlichen dazu führt, daß die an Protein gebundenen Moleküle ihren Rezeptor im Zielorgan nicht erreichen und daher zeitweise wirkungslos sind, bedeutet eine verminderte Albuminkonzentration, daß im Alter u. U. weniger Wirkstoffmoleküle durch Proteinbindung vorübergehend inaktiviert werden, wie das z. B. von Hayes und Mitarb [13] für Phenytoin nachgewiesen wurde. Das kann zu einer Wirkungsverstärkung führen, besonders dann, wenn gleichzeitig die Elimination der Stoffe vermindert ist.

Auch altersbedingte Änderungen der Organfunktionen können einen erheblichen Einfluß auf die Pharmakokinetik haben. Das Nachlassen der Herzleistung im Alter wirkt sich in unterschiedlich starker Weise auf die Durchblutung einzelner Organe aus (Tabelle 3). Die Konsequenz für die Arzneimittelverteilung dürfte im wesentlichen darin bestehen, daß das endgültige Verteilungsgleichgewicht beim alten Menschen später erreicht wird als beim jungen. Das dürfte insbesondere bei intravenösen Kurznarkotika bedeutsam sein, weniger wohl für andere Stoffe, insbesondere dann nicht, wenn sich bei einer Dauertherapie bereits ein steady state eingestellt hat.

Tabelle 3. Abnahme der Kreislauffunktion im Alter (70-80 vs 20-30 Jahre). Nach [5, 12]

Herzauswurf	~ 30%
Organdurchblutung	
Gehirn	~ 20%
Koronargefäße	~ 35%
Niere	~ 40-50%
Eingeweide	~ 40-50%

Tabelle 4. Abnahme der Nierenfunktion im Alter (70-80 vs 20-30 Jahre). Nach [12, 18, 19]

Nierengewicht	~ 10%
Glomerula	~ 40-50%
Glomeruläre Filtration	~ 40%
Nierenplasmafluß	~ 50%
Tubulus-Leistung	~ 50%

Elimination. Die weitaus größte Bedeutung für altersbedingte Besonderheiten der Pharmakokinetik haben offenbar Änderungen der Elimination. Das gilt insbesondere für die renale Exkretion. Beim alten Menschen ist das relative Nierengewicht nur geringfügig vermindert, stark vermindert ist aber die Nierenfunktion. Die Zahl der Nierenglomerula ist beim 80jährigen nur noch etwa halb so groß wie beim jungen Menschen. Entsprechend ist auch die glomeruläre Filtrationsrate vermindert. Fast noch stärker nimmt der renale Plasmafluß ab, so daß auch die tubuläre Funktion reduziert ist (Tabelle 4).
Für überwiegend renal eliminierte Pharmaka bedeutet dies eine erhebliche Verzögerung der Ausscheidung mit einer beträchtlichen Verlängerung der Halbwertzeiten, die entweder zu einer Reduktion der Einzeldosis oder zu einer Verlängerung der Applikationsintervalle zwingt. Eine Orientierungshilfe für die notwendige Dosisadaptation geben die Kreatininclearance oder auch die Serumkreatininspiegel. Es gibt Formeln und Diagramme, nach denen man die Dosisanpassung berechnen kann, oder für viele gängige Pharmaka auch Tabellen [6, 10, 14].
Im Gegensatz zur Nierenfunktion wird die Leberfunktion, zumindest was den Fremdstoffmetabolismus betrifft, im Alter offenbar nicht so stark herabgesetzt, daß die Arzneimittelelimination dadurch generell erheblich verzögert würde [5, 18]. Bestimmte Ausnahmen sind aber wichtig. Sie betreffen Arzneimittel mit einem starken first-pass-Effekt, d.h. Stoffe, die bereits bei der ersten Leberpassage weitgehend durch Abbau oder biliäre Exkretion eliminiert werden und deshalb nur in geringer Menge die systemische Zirkulation erreichen. Das trifft z.B. für

den β-Blocker Propranolol, für Lidocain, Procainamid und diverse andere Pharmaka zu. Bei diesen Stoffen kann u. U. schon eine geringe Einschränkung der Entgiftungskapazität der Leber dazu führen, daß der first-pass-Effekt deutlich vermindert und der systemische Blutspiegel und damit die Wirkungsstärke der Stoffe beträchtlich erhöht werden, wie das z. B. für Propranolol im Alter beschrieben wurde [4]. Eine Dosisreduzierung ist dann unbedingt erforderlich.

Pharmakodynamik

Über Änderungen der Pharmakodynamik, d. h. der Wirkungsbedingungen am Zielorgan, im Alter ist wenig bekannt. Eine vermehrte Kollageneinlagerung in Gefäßwände wird als Ursache der verminderten Ansprechbarkeit von Gefäßen auf vasomotorisch wirkende Pharmaka angesehen. Eine im Alter herabgesetzte Zahl cholinerger Rezeptoren am Herzen könnte die geringere Ansprechbarkeit des Herzens auf Atropin erklären [18]. Eine verminderte Empfindlichkeit von Barorezeptoren und des Renin-produzierenden juxtaglomerulären Apparates wird u. a. zur Erklärung des Verlusts an antihypertensiver Wirkung bei den β-Blockern herangezogen [5]. Von grundsätzlicherer Bedeutung scheint jedoch zu sein, daß der alternde Organismus aufgrund seines allgemeinen Funktionsverlustes ganz generell eine Einschränkung seiner Anpassungsfähigkeit und seiner Reaktionsbreite erfährt, so daß gegenregulatorische Mechanismen weniger wirksam sind und Arzneimitteleffekte schlechter moduliert oder kompensiert werden können. Dies bringt zwangsläufig eine Wirkungsverstärkung mit sich, die auch die Nebenwirkungen betrifft [5].

2. Altersbedingte Besonderheiten in der Wirkung von Herzmitteln

Herzglykoside

Die Herzglykoside wirken bekanntlich dadurch, daß sie an die Membran der Herzmuskelzellen gebunden werden und die dort lokalisierte Natrium-Kaliumpumpe blockieren. Das bedeutet, daß die mit der Depolarisation verbundenen Verschiebungen im Natrium- und Kaliumgehalt der Zelle während der Repolarisation nicht mehr ausgeglichen werden können und es zu einer Verminderung des intrazellulären Kaliumbestandes kommt. Die Verschiebungen im Natrium- und Kaliumgehalt der Zellen führen sekundär zu einem Einstrom von Calcium-Ionen in das Zytoplasma und damit zu einer Verbesserung der elektromechanischen Koppelung, d. h. der Kontraktionskraft (Abb. 1).

Der alte Mensch benötigt wegen seines niedrigeren Körpergewichts zur Erzielung eines bestimmten Wirkspiegels niedrigere Gesamtdosen der Herzglykoside als der junge Mensch, so daß eine Verringerung der Erhaltungsdosen im Alter häufig angezeigt ist. Hinzu kommt, daß die Wirkung der Herzglykoside stark vom intrazellulären Kaliumgehalt abhängig ist. Beim alten Menschen besteht ein Kaliumfehlbestand, der auf ca. 1000 mval geschätzt wird [5]. Ein Kaliummangel, der durch gleichzeitige Gabe von kaliuretisch wirkenden Saluretika, Glucocorticoiden oder durch Laxantienabusus noch weiter verstärkt werden kann, erhöht die Toxizität der Herzglykoside, senkt ihre Schwellendosis für Nebenwirkungen und verschlechtert ihre Verträglichkeit.

Da alle Herzglykoside über den gleichen Mechanismus wirken, wäre es prinzipiell gleichgültig, mit welchem Glykosid man therapiert, gäbe es nicht erhebliche Unterschiede in der Pharmakokinetik, die auch die Art der Elimination betreffen (Tabelle 5). Digoxin wird kaum metabolisiert, und die Exkretion erfolgt zu 90% über die Nieren. Die Digoxinelimination ist daher stark abhängig von der Nierenfunktion. Digitoxin wird zu 60% metabolisiert, d. h. die Elimination ist überwiegend von der Leberfunktion abhängig. Da die Nierenfunktion im Alter stark eingeschränkt ist, nimmt die Halbwertzeit von Digoxin im Alter erheblich zu [9]. Beim Digitoxin ist das weit weniger der Fall. Deshalb wird vielfach empfohlen, bei alten Patienten bevorzugt Digitoxin zu verwenden. Man muß dabei aber in Betracht ziehen, daß Digitoxin wegen seiner geringen Abklingquote von nur 7% schlecht steuerbar ist, was bei der im Alter ohnehin eingeengten therapeutischen Breite ein erheblicher Nachteil ist, und daß aus Digitoxin bei der Metabolisierung u. a. Digoxin entsteht, so daß die Verhältnisse u. U. recht unübersichtlich werden [15].

3. Saluretika

Änderungen in ihrer Wirkung erfahren im Alter auch die bei der Myocardinsuffizienz eingesetzten Saluretika. Wieder ist es die eingeschränkte Regulationsbreite des Organismus, die das Nebenwirkungsrisiko erhöht. Schon beim jungen Menschen besteht bei einer Überdosierung bzw. bei zu langer Anwendung der Diuretika die Gefahr der Hämokonzentration und Exsikkose. Beim alten Menschen, bei dem das Gesamtkörperwasser physiologisch vermindert ist, ist diese Gefahr noch größer. Die Hämokonzentration mit einer Zunahme der Blutviskosität führt sekundär zu einer gerade beim alten Menschen uner-

Tabelle 5. Kinetik der Herzglykoside

Enterale Resorption (%)		Entero-hepat. Kreislauf (%)	Metabolisierung (%)	Exkretion Darm (%)	Exkretion Niere (%)	Plasma HW_2 (H)
Strophantin	1– 4	–	–	–	~100	12– 19
Digoxin	60–80	~ 7	~10	~10	~90	32– 36
β-Methyldigoxin	~90	~ 7	~10	~10	~90	32– 36
Digitoxin	~100	~25	~60	~15	~85[a]	144–196

[a] z. T. Metaboliten

wünschten zusätzlichen Belastung des Herzens mit der Gefahr der Dekompensation. Besonders belastend sind in dieser Hinsicht die sehr stark wirkenden Schleifendiuretika, wie Furosemid und Etacrynsäure, die innerhalb sehr kurzer Zeit große Flüssigkeitsmengen aus dem interstitiellen Raum über das Blut in den Harn verschieben [5, 15].
Auch die den meisten Saluretika inhärente kaliuretische Wirkung hat im hohen Alter schwerer wiegende Folgen als in jüngeren Jahren. Da beim alten Menschen die intrazelluläre Flüssigkeit, die das Hauptkaliumreservoir des Körpers darstellt, um ca. ⅓ vermindert ist, hat der alte Mensch, wie schon erwähnt, einen um 1000 mval niedrigeren Kaliumbestand, so daß durch Saluretika bedingte Hypokaliämien durch Kaliumverschiebungen aus dem Intra- in den Extrazellulärraum nur schwer ausgeglichen werden können, ohne daß die Gefahr eines intrazellulären Kaliummangels mit seinen Folgen, wie Anhebung des Ruhepotentials, Senkung der Reizschwelle der glatten Muskulatur, der quergestreiften und der Herzmuskulatur auftritt. Eine ausreichende Kaliumsubstitution ist daher im Alter besonders wichtig. Eine Kaliumüberdosierung muß aber unbedingt vermieden werden, denn wegen der physiologisch verminderten Glomerulumleistung ist die Kaliumexkretion erschwert, und der verkleinerte Intrazellulärraum ist als Kalium aufnehmendes Pufferreservoir nicht ausreichend. Dies ist auch der Grund dafür, daß bei kaliumsparenden Diuretika, wie Spironolacton, Amilorid und Triamteren im Alter die therapeutische Breite eingeengt und eine erhöhte Gefahr einer Hyperkaliämie gegeben ist [15].

Coronartherapeutika

Bei den Coronartherapeutika, z. B. Nitroverbindungen und Calciumantagonisten, ist über altersabhängige Änderungen der Wirkungsbedingungen wenig bekannt [5, 15]. Unter Beachtung der üblichen Vorsichtsmaßnahmen und Kontraindikationen werden sie bei alten Patienten nicht anders eingesetzt als bei jungen. Auf die Bedeutung des verminderten first-pass-Effekts für manche β-Blocker wurde schon hingewiesen. Stoffe mit geringem first-pass-Effekt, wie z. B. Pindolol oder Penbutolol, sollten im Alter eine geringere Dosisadaptation benötigen als solche mit starkem first-pass-Effekt, wie Propranolol oder Alprenolol.

Antiarrhythmika

Bei den Antiarrhythmika ist die Situation ähnlich wie bei den Koronartherapeutika. Es gibt kaum Daten über Wirkungsänderungen im Alter [5, 15]. Die Bedeutung der evtl. verminderten Plasmaproteinbindung für die Wirkungsstärke von Phenytoin wurde schon erwähnt. Bei Antiarrhythmika, die vorwiegend renal eliminiert werden, nimmt die Halbwertzeit mit abnehmender Nierenfunktion zu. Im übrigen sind es die häufig bestehenden Begleitkrankheiten, wie Prostatahypertrophie, Glaukomneigung, zerebrale Ausfälle, die die Verträglichkeit der einzelnen Antiarrhythmika herabsetzen [15].

Literatur

1. Bakermann S (1969) Aging life processes. C.C. Thomas Publ. Springfield, Ill.
2. Bender AD (1965) The effect of increasing age on the distribution of peripheral blood flow in man. J Am Geriatr Soc 13: 192–198
3. Brocklehurst JC (1973) Textbook of geriatric medicine and gerontology. Churchill Livingstone, Edinburgh London
4. Castleden CM, Kaye CM, Parsons RL (1975) The effect of age on plasma levels of propranolol and practolol in man. Brit J Clin Pharmacol 2: 303–306
5. Coper H, Schulze G (1980) Pharmakotherapie im Alter. Urban & Schwarzenberg, München Wien Baltimore
6. Dettli LC (1976) Drug dosage in renal disease. Clin Pharmacokinet 1: 126–134
7. Dietze F, Kalbe I, Kranz D, Bruschke G, Richter H (1971) Geriatrische Aspekte der Eisenresorption. Z Altersforsch 24: 229–235
8. Dietze F, Laue R (1976) Altern und Resorption. Z Inn Med 31: 114–117
9. Ewy GA, Kapadia GG, Yao L, Kullin M, Marcus FJ (1969) Digoxin metabolism in the elderly. Circulation 39: 449–453
10. Fabre J (1972) Comment prescrire les médicaments en présence de fonctions rénales déficientes? Tables d'adaptation posologique. Schweiz Med Wschr 102: 251–256
11. Forth W, Henschler D, Rummel W (1980) Allgemeine und spezielle Pharmakologie und Toxikologie, 3. Aufl. Wissenschaftsverlag, Mannheim Wien Zürich
12. Hahn HP von (1979) Das biologische Altern. Sandoz AG, Nürnberg
13. Hayes MJ, Langman MJS, Short AH (1975) Changes in drug metabolism with increasing age. 2. Phenytoin clearance and protein binding. Br J Clin Pharmacol 2: 73–79

14. Klotz U (1979) Klinische Pharmakokinetik. G. Fischer, Stuttgart
15. Michel D, Schwarzfischer P, Miehle W, Markl H (1978) Internistische Pharmakotherapie im Alter – Kardiaka. In: Störmer A, Michel D: Schwerpunkte in der Geriatrie. Werk-Verlag, Dr. E. Banaschewski, München, S 32–51
16. Platt D (1976) Biologie des Alterns. Quelle & Meyer Verlag, Heidelberg
17. Richey DP, Bender AD (1975) Effects of human aging on drug absorption and metabolism. In Goldman R, Rockstein M: Physiology and pathology of aging. Academic Press, New York, pp 59–93
18. Richey DP, Bender AD (1977) Pharmacokinetic consequences of aging. Ann Rev Pharmacol Toxicol 17: 49–65
19. Shock NW (1962) The physiology of aging. Scientific American, 206: 100–111
20. Timiras PS (1972) Developmental physiology and aging. Macmillan, New York

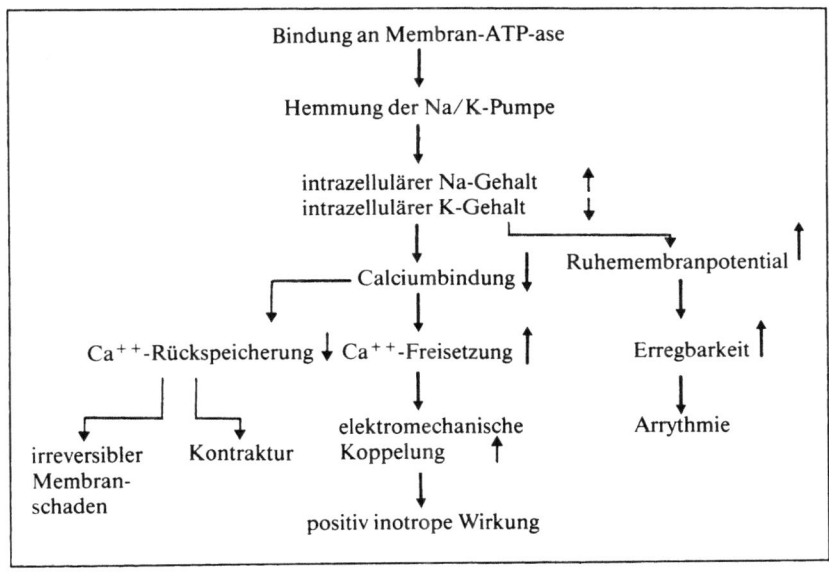

Abb. 1. Wirkungsmechanismus der Herzglykoside

Besonderheiten der Koronarinsuffizienz im Alter

D. Michel

1. Vorbemerkungen

Bei Patienten, die jenseits des 65. Lebensjahres sterben, ist der Tod in mehr als 85% der Fälle einer koronaren Herzkrankheit anzulasten. Wenn auch daraus nicht abgeleitet werden darf, daß es sich bei jeder Erkrankung, die im Alter zu Herzbeschwerden oder unter Herzsymptomen zum Tode führt, um eine koronare Herzerkrankung handelt, so geht doch aus dieser Zahl die große Bedeutung hervor, die die koronare Herzerkrankung für den alternden und alten Menschen hat, ohne daß sie als altersspezifische Erkrankungen zu klassifizieren ist. Es gibt wie bei dem Syndrom der Herzinsuffizienz keine Koronarinsuffizienz *des* Alters, sondern nur eine Koronarinsuffizienz *im* Alter. Durch die Interferenz pathologisch-anatomischer Befunde und der klinischen Auswirkungen der Krankheit „Koronararteriensklerose" mit alternsphysiologischen und -pathologischen Vorgängen erhält die koronare Herzerkrankung bei betagten Patienten im Vergleich zu jüngeren aber besondere klinische, symptomatische und therapeutische Akzente. So gleicht sich z. B. auch die bekannte Sexotropie dieser Erkrankung vor dem 60. Lebensjahr nach diesem Zeitpunkt weitgehend aus.

Dies gilt für alle Manifestationsformen einer koronaren Herzerkrankung, also für Angina pectoris, Herzinfarkt und Herzinsuffizienz, gleichermaßen. Im folgenden soll lediglich auf die Angina pectoris eingegangen werden.

2. Morphologische Besonderheiten

„Typische" koronarangiographische Befunde im Alter sind einmal ein abnorm geschlängelter Verlauf bei weitgehend unverändertem Gefäßkaliber, zum anderen Kaliberschwankungen in Form lokalisierter oder diffuser Stenosierungen unterschiedlichen Ausmaßes. Gelegentlich imponieren auch ausgeprägte, nicht selten aneurysmatisch anmutende Dilatationen einzelner Gefäßregionen oder mehrerer Koronargefäßabschnitte. Die ersteren Veränderungen werden gern als Ausdruck einer Physiosklerose der Kranzgefäße gedeutet, die letzteren Befunde als Symptome einer Pathosklerose. Das Unterfangen, „reine" Alternsveränderungen von pathologischen arteriosklerotischen Prozessen abzugrenzen, bereitet bei den Kranzgefäßen aber zumindest gleich-große Schwierigkeiten wie bei arteriellen Gefäßen anderer Lokalisation. Altersbedingte Veränderungen sollen zwar eine räumliche und zeitliche Kontinuität aufweisen, während die koronare Arteriosklerose herdförmig und schubweise auftritt, mehr als eine sehr allgemeine Regel mit vielen Ausnahmen wird mit diesen Formulierungen aber nicht angeboten. Die Zunahme der Gefäßlänge, die zu der erwähnten und mit steigendem Alter fortschreitenden Schlängelung der epikardialen Koronaräste führt, wurde, kombiniert mit einer Zunahme der Wanddicke und einer Erweiterung der Gefäßlichtung, als „altersphysiologisches" Substrat beschrieben. Gerade für den Koronarbereich widersprechen aber Hutchins u. Mitarb. (1977) der Ansicht einer Kalibervergrößerung als Alternsvorgang. Die Wanddickenzunahme geht vorwiegend zu Lasten einer Verbreiterung der Gefäßintima. Schon bei 30jährigen beginnt die Breite der Intima jene der Media zu überschreiten (Frenzel u. Mitarb. 1982).

An den intramuralen Arterien und an den Arteriolen finden sich in lokkerer Abhängigkeit vom kalendarischen Alter Aufsplitterungen der Elastica interna, polsterförmige Intimabeete und Degenerationen der Media. Entsprechende Befunde wurden bei alten Menschen in rund 90% der Fälle erhoben, und zwar oft unabhängig von Art und Schwere' arteriosklerotischer Veränderungen in den extramuralen Gefäßabschnitten (Linzbach 1972). Die Zunahme der Wanddicke erreicht in den Arteriolen des linken Ventrikels ihre stärksten Ausmaße, der rechte Ventrikel bleibt jedoch nicht ausgespart. Nach dem 70. Lebensjahr beträgt diese Wanddickenzunahme gegenüber dem 40. Lebensjahr rund 70%!

Fibröse Plaques lassen sich in den Koronarien bereits im 2. Lebensdezennium nachweisen. Über die Richtung, die sie im weiteren Lebensablauf einschlagen, sind die Meinungen nicht einhellig, obwohl ihre Häufigkeit und Ausdehnung von Lebensdekade zu Lebensdekade zunehmen. Sog. komplizierte Plaques, nämlich fibröse Plaques mit sekundären Blutungen, Thrombosen oder Verkalkungen, treten erstmals in der 4. Lebensdekade in Erscheinung (Oeser u. Mitarb. 1979). Sie sind im allgemeinen durch geringe Ausdehnung charakterisiert, können aber zu Lichtungseinengungen bis zum völligen Gefäßverschluß führen.

Von Interesse ist in diesem Zusammenhang, daß bei der gern als Modell für physiologische Koronaralterung verwendeten und gegenüber Arte-

riosklerose weitgehend resistenten Ratte fokale Myokardveränderungen als Folge einer „alternsphysiologischen" Durchblutungsdrosselung nicht ungewöhnlich zu sein scheinen (Tomanek 1980). Auch bei der Ratte sind aber die größeren extramuralen Koronargefäßäste frei von Veränderungen, die den Koronarfluß kritisch behindern können. Vordergründig spiegeln die Veränderungen der Media physiologische Gefäßalterung wider.
Im Gegensatz zur physiologisch alternden Ratte nimmt die Kapillardichte beim physiologisch alternden Menschen nicht ab. Das menschliche Herz kennt keine „Wipfeldürre" (Bürger 1957).
Mit der normalen Gefäßalterung korrelieren ein Anstieg der AMPase-Aktivität der Gefäßwände (Tomanek 1980), der bei Arteriosklerose nicht nachweisbar ist, und eine Verminderung der Plättchenaggregation. Ein weiterer in diesem Zusammenhang wichtiger Befund könnte sein, daß der stärkste derzeit bekannte Thrombozytenaggregationshemmer, das Prostazyklin, bei der arteriokloseresistenten Ratte reichlicher in den Gefäßwänden produziert wird als bei dem arterioskloseempfindlichen Zwergschwein (Sinzinger u. Mitarb. 1978; Leithner u. Mitarb. 1980). Zum Alter in Beziehung zu setzende quantitative Änderungen konnten bisher allerdings nicht nachgewiesen werden. Andererseits darf aber auch nicht vergessen werden, daß es bei körperlicher Belastung im Alter rasch zu einer Störung des Gleichgewichtes zwischen Gerinnungsfähigkeit und fibrinolytischer Aktivität zu kommen scheint. Ein ausgewogenes Verhältnis besteht nur bei geringer bis mittlerer Belastung.
Pathophysiologisch resultiert aufgrund physiologischer und pathologischer Gefäßveränderungen eine quantitativ unterschiedliche Abnahme des Koronarflusses, aber auch des myokardialen Sauerstoffverbrauches. Subendokardiale Schichten sind von dieser Perfusionseinschränkung stärker betroffen. Ob eine alternsabhängige Zunahme von Kollagenfibrillen um die Kapillaren den Sauerstoffaustausch zu beeinträchtigen vermag, ist eine derzeit unbeantwortete Frage.

3. Symptomatische und diagnostische Besonderheiten

Außer Diskussion steht, daß für klinische Erscheinungen einer koronaren Herzerkrankung Veränderungen einer koronaren Pathosklerose allein verantwortlich zu machen sind. Offen ist aber, ob physiologische Alternsvorgänge Auftreten oder Fortschreiten der pathologischen Koronarsklerose initiieren und/oder begünstigen können. Derartige pathologische, dem Formenkreis der Arteriosklerose zugehörige Koronargefäßveränderungen und damit auch die ihnen zugeordneten klinischen Symptome sind augenscheinlich in den letzten Jahrzehnten einer Antizipation unterworfen gewesen, ihr Maximum (50–80%) erreichen sie aber im höheren Lebensalter. Es gilt deshalb auch der Satz, daß eine im Alter vorhandene oder auftretende „lehrbuchgemäße" Angina pectoris fast stets fortgeschrittene Einengungen mehrerer koronarer Hauptäste zur Ursache hat, diagnostisch damit als nahezu beweisend für eine stenosierende Koronarsklerose eingestuft werden kann. Lehrbuchgemäße Stenokardien werden im Alter aber selten. Einmal fehlen mangels ausreichender körperlicher Aktivität häufig die Voraussetzungen für eine Anfallsauslösung, zum anderen muß eine echte Zunahme atypischer Erscheinungen unterstellt werden. So nehmen mit steigendem Alter die Schmerzintensität ab, die Anfallsdauer aber zu. Diabetiker scheinen hiervon besonders betroffen zu sein.

Die Kombination präkordialer Schmerzen mit Claudicatio intermittens spricht im höheren Alter auch dann für eine hämodynamisch relevante Koronarsklerose, wenn der thorakale Schmerz nicht die Kriterien erfüllt, die für eine Angina pectoris bei jüngeren Patienten charakteristisch sind.

Als relativ typische Anfallsäquivalente des höheren Alters sind der mit mehr oder weniger intensiver Angst verbundene „Würgegriff zum Hals" und paroxysmale Dyspnoe zu nennen (Michel 1974; Gerstenblith 1980; Landahl 1980).

Nach dem 80. Lebensjahr wird, offenbar unabhängig von den morphologischen Gegebenheiten, auch die atypische Angina pectoris seltener (Franke u. Mitarb. 1980). Bereits im vorausgehenden Lebensjahrzehnt erlaubt eine negative Anamnese aber keinen Ausschluß einer bedeutsamen koronaren Herzkrankheit.

Wo unmittelbare Zusammenhänge thorakaler Schmerzzustände mit äußeren Einflüssen zu erfragen sind, überwiegen im Alter physische Belastungen, ohne daß psychische Belastungen völlig entfallen. Eine alterskorrelierte Zunahme der „hypokinetischen Form" einer Angina pectoris im Zusammenhang mit nächtlichen Senkungen der Herzfrequenz und des Blutdrucks wurde erwogen. Die Ergebnisse der modernen Schlafforschung sowie die Befunde nächtlicher Langzeit-Elektrokardiogramme und telemetrischer Blutdruckmessungen wecken Zweifel an einer wesentlichen Bedeutung dieses Pathomechanismus.

Der differentialdiagnostische Wert eines prompten Nitroeffektes wird im Alter fragwürdig, da betagte Patienten nicht selten auch eine günstige Wirkung banaler Analgetika beschreiben.

Der Arcus lipoides, obwohl mit fortschreitendem Alter stetig zunehmend, stellt keinen Gradmesser für Existenz und Schwere einer Koronarsklerose im Senium dar.
Der objektive Nachweis einer klinisch relevanten koronaren Herzerkrankung ist im Alter kaum oder nur mit Einschränkungen zu führen, sieht man von der in dieser Lebensperiode im wesentlichen nur zur Abklärung dringlicher chirurgischer Konsequenzen indizierten, dann aber ohne Alterslimit durchzuführenden Koronarangiographie ab.
Die zur nichtinvasiven Diagnosesicherung erforderliche Provokation eines myokardialen Sauerstoffmangels durch eine „ausreichende", d. h. standardisierte, dosierte oder symptomenlimitierte Ergometerbelastung in ihren verschiedenen Formen läßt sich beim alten Koronarpatienten nur gelegentlich in der den Anforderungen und Beurteilungskriterien genügenden Form vornehmen. Belastungselektrokardiogramm und nuklearmedizinische Untersuchungen als tragende Säulen moderner nichtinvasiver Koronardiagnostik verlieren damit im Alter weitgehend ihren Aussagewert. Veränderungen des Ruheelektrokardiogramms sind diagnostisch unbrauchbar, soweit keine „typischen" Infarktresiduen vorliegen, und das Echokardiogramm ermöglicht allenfalls bei bekannter Diagnose Rückschlüsse auf deren kardiodynamische Folgen.
Der röntgenologische Nachweis von Koronarkalk ist im Alter kein ungewöhnlicher Befund. Er wird weitaus häufiger geführt als bei jüngeren Patienten, besitzt aber im Alter prognostisch eine weniger ominöse Bedeutung. Weder im Hinblick auf ihre Lokalisation, noch ihre Ausdehnung besteht zwischen derartigen Verkalkungen und der morphologischen Schwere regressiver koronarer Veränderungen eine Proportionalität. Röntgenologische Kranzgefäßverkalkungen dürfen als Indiz für „irgendeine Form" einer koronaren Herzerkrankung gelten, sind aber nicht einem stenosierenden Prozeß von klinischer Bedeutung gleichzusetzen, auch wenn bei ausgedehnten Verkalkungen meist eine fortgeschrittene koronare Mehrgefäßerkrankung vorliegt und Verkalkungen aller drei Hauptäste in der Regel zumindest auf eine Stenose von 75% oder mehr hinweisen. Um das 70. Lebensjahr wurden positive Befunde bei 68% der Männer und 57% der Frauen erhoben. Betroffen ist vor allem der Ramus interventricularis anterior, wesentlich seltener dagegen die rechte Kranzarterie.
Die Wahrscheinlichkeit hämodynamisch wirksamer Koronarstenosen wächst, wenn ausgedehntere Verkalkungen mit Angina pectoris und pathologischem Ruheelektrokardiogramm gemeinsam vorkommen. In mehr als 80% derartiger Fälle entwickelt sich diese Symptomentrias vor dem Hintergrund einer klinisch bedeutsamen koronaren Herzerkran-

kung, während asymptomatische Fälle in weniger als 50% mit Gefäßveränderungen kombiniert sind, denen nicht einmal eine klinische Bedeutung zuerkannt werden kann (Dietz 1978; Dietz u. Mitarb. 1978; Gradaus u. Mitarb. 1981).

Bei schwieriger Objektivierbarkeit müssen damit, entsprechende Erfahrungen und Patientenbeobachtungen vorausgesetzt, Intuition und Abstraktion seitens des behandelnden Arztes zur wesentlichen Grundlage der Erkennung einer Angina pectoris bzw. einer klinisch bedeutsamen Koronarinsuffizienz werden. Nicht zuletzt kann auch der kontrollierte und kritisch bewertete therapeutische Versuch zu einem wichtigen Schritt im diagnostischen Programm werden.

4. Therapeutische Besonderheiten

Therapeutische und prophylaktische Wirkung, aber auch Nebenwirkungen der Nitrate als eine der wesentlichen antianginösen Substanzen weisen in ihren derzeit angebotenen verschiedenen Zubereitungen keine bemerkenswerten Unterschiede in Abhängigkeit vom Alter auf (Yin 1980). Gleiches darf, bezogen auf den antianginösen Effekt, auch für Betasympathikolytika, Corvaton® und Kalziumantagonisten gesagt werden. Gewöhnlich kommt man bei alten Patienten mit relativ niedrigen Dosen aus.

Auch für die Nebenwirkungen der Betasympathikolytika stellt das Alter keine modifizierende Variable dar, soweit die Kontraindikationen, die für alle Altersstufen gleiche Gültigkeit haben, im höheren Lebensalter aber häufiger gegeben sind, beachtet werden. Herzfrequenz, systolischer und diastolischer Blutdruck, frequenzbezogene QT-Zeit, linksventrikuläre Dimensionen und systolische Verkürzungsgeschwindigkeit werden durch Betasympathikolytika in „jedem" Lebensalter quantitativ und qualitativ gleichartig beeinflußt (Weisfeldt 1980). Das bedeutet aber zugleich, daß die Verabreichung eines Betasympathikolytikums im Alter auch kein Anlaß sein kann, routinemäßig Herzglykoside zu verordnen. Sie sind nur indiziert, wenn eine Linksherzinsuffizienz oder eine Herzvergrößerung besteht sowie beim Vorliegen von Fakten, die nach klinischer Erfahrung zur Herzinsuffizienz disponieren (Schüren 1977).

Entwicklung und Ergebnisse der modernen Koronarchirurgie lassen einen Ausschluß von Patienten im 7. und 8. Lebensdezennium von den dadurch gegebenen besonderen Therapiemöglichkeiten nicht mehr rechtfertigen. Neben der Indikation zum aortalen Bypass ist unabdingbare Voraussetzung für die Operation ein aussagefähiges Koronarangiogramm. Die Koronarangiographie ist im Alter mit keiner größeren Komplikationsquote behaftet als in jüngeren Lebensjahren, obwohl die Zahl kritischer Mehrgefäßstenosen bei älteren Patienten, bei denen diese Untersuchung angezeigt ist, ansteigt. Bei mehr als 7000 Koronarangiographien sind im eigenen Untersuchungsgut Patienten über 60 Jahre mit 20% und Patienten über 65 Jahre mit 12% beteiligt.

Die besondere Bedeutung aortokoronarer Revaskularisierungsoperationen ist aus der Tatsache ablesbar, daß bei natürlichem Verlauf die Sterblichkeit an koronarer Herzkrankheit ab Mitte des 60. Lebensjahres steil ansteigt, zum anderen aber auch bei alten Patienten vorwiegend proximale und damit für die Bypassoperation besonders geeignete Gefäßabschnitte kritisch eingeengt sind (Kober u. Mitarb. 1980).

Die Indikation zur Operation ist bei alten Patienten gegeben, wenn eine progrediente, also instabile oder eine sich subjektiv stark auswirkende stabile Angina pectoris vorliegen, mit konservativer Therapie allein keine ausreichende Beeinflussung der Beschwerden zu erzielen ist, koronarangiographisch ein Befund erhoben wurde, der eine symptomenverbessernde Revaskularisierung als möglich und aussichtsreich erscheinen läßt und wenn keine gewichtigen Kontraindikationen vorliegen (inkurable Zweiterkrankungen, irreversible myokardiale Kontraktionsausfälle nennenswerten Ausmaßes, schwerere Störungen der Nieren-, Leber- oder Gehirnfunktion).

Die Frühsterblichkeit (Operation + erste 4 postoperative Wochen) liegt bei Werten um 4% (Kennedy u. Mitarb.; v.d. Emde u. Mitarb. 1981) unter dem Spontanrisiko einer stenosierenden koronaren Herzerkrankung. Die Fünfjahresüberlebensrate wurde letzthin mit 97,4% angegeben (v.d. Emde u. Mitarb. 1981).

Das postoperative Ergebnis ist selbst bei Patienten nach dem 70. Lebensjahr durch Beschwerdefreiheit oder -armut in 70–93% der Fälle gekennzeichnet. Die Quote tödlicher Infarkte soll gesenkt, die Lebenserwartung positiv beeinflußt werden (Meyer u. Mitarb. 1975).

Literatur

Bürger M (1960) Altern und Krankheit. VEB. Thieme-Verl., Leipzig
Dietz A (1978) Kalzifizierende Koronarsklerose. Fortschr Med 96: 2256
Dietz A, Walter J (1978) Die Röntgendiagnose der verkalkenden Koronarsklerose. Med Klin 73: 303
Emde J v.d., Rattler H (1981) Älteren Patienten durchaus zu einer Operation am Herzen raten. Herz/Gefäße 1: 111
Franke H, Schramm A (1980) Herz- und Kreislaufbefunde im höchsten Lebensalter. Akt Gerontol 10: 137

Frenzel H, Hust M (1982) Morphologie des alternden Herzens. In: Störmer A, Lang E, Michel D et al.: Schwerpunkte in der Geriatrie, Bd. 7. E. Banaschewski, München-Gräfelfing

Gerstenblith G (1980) Noninvasive Assessment of cardiac function in the elderly. In: Weisfeldt ML. The aging heart. Raven Press, New York

Gradaus D, Scheter M, Mönninghoff W et al. (1980) Häufigkeit der röntgenologisch nachweisbaren Herzkranzgefäßverkalkungen bei Patienten über 65 Jahren und deren Zusammenhang mit pathologischen EKG-Veränderungen und sklerogenen Risikofaktoren. Fortschr Med 99: 1019

Hutchins GM, Burkley BH, Miner MM et al. (1977) Correlation of age and heart weight with tortuosity and caliber of normal human coronary arteries. Amer Heart J 94: 196

Kennedy JW, Kaiser GC, Fischer LD et al. (1980) Multivariant discriminant analysis of the clinical and angiographic predictors of operative mortality from the collaborative study in coronary artery surgery. J Thorac Surg 80: 876

Kober G, Perschon G, Kaltenbach M (1980) Häufigkeit, Lokalisation und Schwere der stenosierenden Koronarsklerose in Abhängigkeit vom Lebensalter. Z Kardiol 69: 255

Landahl S, Roupe S, Steen B et al. (1980) Agina pectoris at age 70. Akt Gerontol 10: 182

Leithner C, Sinzinger H, Schernthaner G et al. (1980) Altersabhängigkeit der Prostacyclinsynthese der Blutgefäße beim Menschen. Akt Gerontol 10: 387

Linzbach AJ (1972) Das Altern des menschlichen Herzens. In: Hdb. d. allgem. Pathologie, VI. 4. Springer, Berlin Heidelberg New York

Meyer J, Wukasch DC, Seybold-Epting W et al. (1975) Coronary artery bypass in patients over 70 years of age. Amer J Cardiol 36: 342

Michel D (1974) Diagnostik und Therapie der Koronarinsuffizienz im Alter. Akt Gerontol 4: 227

Oeser J, Fehr R, Brinkmann B (1979) Aortic-coronary atherosclerosis in a Hamburg autopsy series. Virch Arch 384: 131

Schüren KP (1977) Klinische Aspekte der alleinigen oder kombinierten Anwendung von β-Rezeptorenblockern. In: Hierholzer K, Rietbrock N: Physiologische und pharmakologische Grundlagen der Therapie. Perimed-Verl. Erlangen

Sinzinger H, Silberbauer K, Wagner O et al. (1978) Prostacyclinepreliminary results with vascular tissue of various species and its importance for atherosclerotic involvement. In: Auerswald W, Sinzinger H, Leithner C et al. Atherogenese 3. Maudrich, Wien München Bern

Tomanek RJ (1980) Coronary vasculature of the aging heart. In: Weisfeldt ML. The aging heart. Raven Press, New York

Weisfeldt ML (1980) Left ventricular function. In Weisfeldt ML. The aging heart. Raven Press, New York

Yin FC (1980) The aging vasculature and its effect on the heart. In: Weisfeldt ML. The aging heart. Raven Press, New York

Beurteilung tachykarder und bradykarder Herzrhythmusstörungen im höheren Lebensalter

V. Hombach

1. Allgemeine Vorbemerkungen

Bradykarde und tachykarde Herzrhythmusstörungen können zwar im höheren Lebensalter häufiger beobachtet werden, sie können sich häufig unerkannt als intermittierende Schwindelanfälle, Synkopen, ischämische zerebrale Attacken oder Schlaganfälle manifestieren, aber besondere, für das höhere Lebensalter charakteristische Herzrhythmusstörungen gibt es nicht. Dennoch sind Art und Häufigkeit sowie die potentielle Gefährdung betagter Menschen durch solche Herzrhythmusstörungen vor dem besonderen Hintergrund des veränderten Herz-Kreislaufsystems des älteren Menschen zu sehen. In der Beurteilung bradykarder und tachykarder Herzrhythmusstörungen beim älteren Menschen sind folgende Faktoren relevant:
1. Pathologisch-anatomische Veränderungen im
   a) Myokard- und Klappengewebe,
   b) spezifischen Erregungsleitungssystem.
2. Physiologischerweise auftretende Funktionsänderungen des Herz-Kreislaufsystems im höheren Lebensalter.
3. Veränderte Reaktion auf kardial wirksame Pharmaka.
4. Aktuell bestehende latente oder manifeste Herz-Kreislauf-Erkrankungen.
5. Hämodynamische Auswirkungen der Herzrhythmusstörungen per se.

Die im höheren Lebensalter normalerweise auftretenden pathologisch-anatomischen Veränderungen sind in Anlehnung an Pomerance [14] in Tabelle 1 aufgelistet. Demnach werden im Herzen älterer Menschen in den Herzmuskelfasern vermehrt Lipofuszin-Pigmente gefunden, in den Vorhöfen zeigt sich ein vermehrter Gehalt an elastischen und kollagenen Fasern sowie Fettgewebe im Interstitium zusammen mit einer Abnahme der Muskelmasse. Das Herzskelett zeigt eine verstärkte Dichte und Sklerose des Kollagens sowie feinere Verkalkungsherde. Am Endokard und den Herzklappen sind eine progressive Verdickung sowie noduläre Klappenverdickungen erkennbar, außerdem können Lipide in der Kollagenschicht der Aorten- und Mitralklappe auftreten.

Tabelle 1. Übersicht über „normale" pathologisch-anatomische Veränderungen am Herzen im Alter

---

1. *Herzmuskelfasern:*
   a) Vermehrter Lipofuszingehalt (braune Atrophie).
2. *Vorhöfe:*
   a) Vermehrter Gehalt an elastischen und kollagenen Fasern sowie Fettgewebe im Interstitium.
   b) Abnahme der Muskelmasse.
3. *Herzskelett:*
   a) Verstärkte Dichte und Sklerose des Kollagens.
   b) Feine Verkalkungsherde.
4. *Endokard, Herzklappen:*
   a) Progressive Verdickung (vermehrt kollagene und elastische Fasern).
   b) Noduläre Klappenverdickungen (mechanische Beanspruchung).
   c) Auftreten von Lipiden in der Kollagenschicht der Aorten- und Mitralklappe (mechanische Beanspruchung).

Daneben können eine Reihe von Veränderungen im alternden Herzen gefunden werden, welche als pathologisch-anatomisches Endresultat abgelaufener Herzerkrankungen zu werten sind. So konnte z. B. Pomerance [15] bei 305 Patienten über 65 Jahren pathologisch-anatomische Veränderungen im Sinne einer senilen Amyloidose in etwa 20–40%, solche im Sinne einer ischämischen oder hypertensiven Herzkrankheit in etwa 20% bzw. 26% der Fälle feststellen, während degenerative Klappenverkalkungen oder entzündliche Veränderungen der Klappen in geringerem Umfange vorhanden waren (s. Abb. 1).
Auch im spezifischen Erregungsleitungssystem des Herzens werden im höheren Lebensalter im Regelfalle charakteristische Veränderungen gefunden (Tabelle 2), welche sich am ausgeprägtesten im Sinusknotenareal mit einer deutlichen Reduktion der Zahl der Schrittmacherzellen sowie am Hisschen Bündel mit einem erheblichen Faserverlust vor allem des linken Faszikels manifestieren. Neben diesen im höheren Lebensalter auftretenden pathologisch-anatomischen Veränderungen des Herzens ist auch die zu beobachtende Funktionseinbuße des Herz-Kreislaufsystems für die Toleranz älterer Menschen gegenüber bradykarden und tachykarden Herzrhythmusstörungen von großer Bedeutung. Generell kann festgehalten werden, daß die Leistungsreserven des Herz-Kreislaufsystems beim älteren Menschen vermindert sind und die vegetative Reaktionslage zum eher überwiegenden Vagotonus hin verschoben wird (Tabelle 3).
Diese im höheren Lebensalter bestehende verminderte Funktionsreserve des Herz-Kreislaufsystems kann durch aktuell bestehende manifeste Herz-Kreislauferkrankungen, z. B. Herzklappenfehler, ischämische

Tabelle 2. Übersicht über pathologisch-anatomische Veränderungen des spezifischen Erregungsleitungssystems im Alter. Nach Davies [4]

Sinusknoten	Normal: 50% P-Zellen 75-jährig: 10% P-Zellen
Vorhofmyokard (internodal, Septum)	Bindegewebsinfiltration Fettgewebsinfiltration Amyloideinlagerung
AV-Knotenareal	Kaum pathologische Veränderungen
Hissches Bündel	50% Faserverlust des linken Faszikels
Tawara-Schenkel Purkinje-System	Geringer Verlust an Leitungsfasern

Tabelle 3. Physiologische Beeinträchtigung des Herz-Kreislaufsystems im höheren Lebensalter. Nach (Harries R 1970)

1. Herzminutenvolumen	Abfall um 1%/Jahr (SV und HF)
2. Linksventrikuläre Arbeit in Ruhe	Abfall
3. Koronardurchblutung (maximal)	ca. 35% niedriger mit 65 Jahren
4. Irritabilität Kontraktilität (Erholbarkeit)	verzögert
5. Kardiale Reserve (plötzlicher Streß)	nimmt ab
6. Vasomotorentonus Vagotonus	sinkt überwiegt
7. Peripherer Widerstand	1%/Jahr Anstieg
8. Reaktion des Herzens auf Atropin auf Carotissinusstimulation	vermindert verstärkt
9. Sauerstoffutilisation des Herzens	vermindert
10. Pulswellengeschwindigkeit	erhöht
11. Cold Pressure Response	verstärkt

Herzkrankheit (koronare Herzkrankheit) erheblich verstärkt werden. Außerdem reagiert das kardio-vaskuläre System des betagten Menschen in der Regel empfindlicher auf kardial wirksame Pharmaka, z. B. Digitalisglykoside, Betarezeptorenblocker, Calciumantagonisten, Antiarrhythmika etc. als der jugendliche Organismus.

Zusätzlich bestimmen Häufigkeit und vor allem die Art der Herzrhythmusstörung das Ausmaß der Funktionseinbuße der Herzauswurfleistung und damit der Organdurchblutung in bestimmten kritischen Regionen. Innerhalb eines bestimmten Frequenzbereichs können Herzminutenvolumen und arterieller Druck relativ konstant gehalten werden, bzw. steigt sogar das Herzminutenvolumen stetig an. Erst ab Kammer-

Tabelle 4a. Herzrhythmusstörungen. Nach Corday E [3]

Auswirkung auf die zerebrale Zirkulation

Häufige SVES	8% Reduktion
Häufige VES	12% Reduktion
Vorhoftachykardie	23% bis zu
Vorhofflattern	40% Reduktion
Vorhofflimmern	(A-V-Überleitung)
Ventrikuläre Tachykardie	40–70% Reduktion

Tabelle 4b. Herzrhythmusstörungen

Auswirkung auf die Koronarzirkulation

Vorhofsextrasystolen	5% Reduktion
Ventrikuläre ES	12% Reduktion
Häufige ventrikuläre ES	25% Reduktion
Vorhofflattern	22% Reduktion
Vorhoftachykardie	35% Reduktion
Vorhofflimmern	40% Reduktion
Ventrikuläre Tachykardie	60% Reduktion
Kammerflimmern	100% Reduktion

Tabelle 4c. Herzrhythmusstörungen. Nach Corday E [3]

Auswirkung auf die Nierendurchblutung

Häufige Vorhofs-ES	8% Reduktion
Häufige ventrikuläre ES	10% Reduktion
SV-paroxysmale Tachykardie	18% Reduktion
Vorhofflimmern (schnell)	20% Reduktion
Ventrikuläre Tachykardie	60% Reduktion
Reflexvasokonstriktion	

frequenzen oberhalb 160 Schl./min sinkt die Förderleistung des Herzens rasch ab, das Schlagvolumen nimmt überproportional ab. Ab einer Kammerfrequenz von 180 Schl./min und höher kann dann auch der arterielle Druck nicht mehr ausreichend hoch gehalten werden, da die periphere Vasokonstriktion den verminderten Auswurf (Herzminutenvolumen) nicht mehr kompensieren kann. In diesem Extrembereich kann dann auch der venöse Füllungsdruck als Zeichen der beginnenden Herzinsuffizienz ansteigen (Schema in Abb. 2). Daneben gilt nach den Untersuchungen von Corday [3] generell, daß ventrikuläre Herzrhythmusstörungen die Herzauswurfleistung und die Organdurchblutung

stärker beeinträchtigen als supraventrikuläre Herzrhythmusstörungen (Tabelle 4).
Aus den hier aufgezählten Fakten wird deutlich, daß je nach Häufigkeit, Dauer und Lokalisation (supraventrikulär-ventrikulär) bestimmte Herzrhythmusstörungen im höheren Lebensalter auf dem Hintergrund verminderter kardialer Leistungsreserven und eventuell bestehender manifester Herz-Kreislauferkrankungen ernster bewertet werden müssen als im jugendlichen Lebensalter. Abb. 3 zeigt in einem Beispiel die Auswirkung eines akut auftretenden Kammerflatterns-flimmerns auf pulmonal-arteriellen und arteriellen Druck bei einem jugendlichen Patienten während einer Herzkatheteruntersuchung.

2. Symptomatologie und klinische Diagnostik

In Abhängigkeit von der Vorschädigung einzelner Kreislaufabschnitte und der arrhythmiebedingten Verminderung der Herzauswurfleistung, welche in der Regel durch eine verminderte diastolische Füllung der Ventrikel und eine infolge herabgesetzter Koronardurchblutung verminderte Kontraktionsleistung des Herzens bedingt ist, treten bei den Patienten häufig zerebrale Symptome wie Benommenheit, Schwäche, Sehstörungen, Synkopen, Krämpfe oder lokale Paresen auf. Es können sich kardio-pulmonale Zeichen einer Herzinsuffizienz, eines Prä-Schocks oder eines manifesten Schocks, Dyspnoe-Zustände sowie eine Lungenstauung oder ein Lungenödem entwickeln. Außerdem werden gelegentlich koronare Symptome einer Angina pectoris oder in Extremfällen ein Herzinfarkt beobachtet [3, 7, 12, 13, 15, 16]. Die ausgeprägteste Form synkopaler Anfälle (kurzfristiger Bewußtseinsverlust) stellt der sogenannte Morgagni-Adams-Stokes-Anfall dar, welcher sowohl in der hypodynamen Form (extreme Sinusbradykardie, Sinusknotenstillstand, kompletter AV-Block), als auch in der hyperdynamen Form (hochfrequente Vorhoftachykardie mit hoher AV-Überleitungsrate, Kammertachykardie, Kammerflattern, Kammerflimmern) vorkommt.
Die klinische Diagnostik bradykarder und tachykarder Herzrhythmusstörungen stützt sich auf die anamnestischen Angaben (Häufigkeit der Herzrhythmusstörungen, Symptomatik, Auslösermechanismen, Beseitigung durch bestimmte Manöver, Medikamentenanamnese: Digitalis, Diuretika!), auf die klinische Untersuchung (Hautfarbe, Zeichen einer Herzinsuffizienz – in der Regel einer Linksherzinsuffizienz –, Zentralisation des Kreislaufs, Oligurie, arterielle und venöse Pulse, zentrale und

periphere Pulsfrequenz, Blutdruck nach Riva-Rocci) sowie auf elektrokardiographische Befunde (Kurzzeit-EKG, Langzeit-EKG, Atropintest, Belastungsuntersuchung, evtl. intrakardiales EKG).

3. Spektrum der Herzrhythmusstörungen im höheren Lebensalter

Angaben über die Häufigkeitsverteilung von Herzrhythmusstörungen im höheren Lebensalter sind spärlich. So beschrieb Mitchie [13] bei insgesamt 200 Pensionären folgende Arrhythmiehäufigkeit: Vorhofflimmern 6,5%, Sinusarrhythmie 7,5%, ventrikuläre Extrasystolie 3%, supraventrikuläre Extrasystolie 1%, Linksschenkelblock 4%, Rechtsschenkelblock 5%, intraventrikuläre Leitungsstörungen 11%. Zum Teil werden ähnliche Häufigkeitsverteilungen von Wasserburger [20] berichtet, dessen Ergebnisse in Tab. 5 aufgelistet sind. Im folgenden sollen die für das höhere Lebensalter besonders relevanten und häufiger vorkommenden bradykarden und tachykarden Herzrhythmusstörungen besprochen werden:
1. *Bradykardien:*
   a) Sinusknotensyndrom,
   b) Sinusbradykardie, SA-Blockierungen,
   c) AV-Block II° und III°.
2. *Tachykardien:*
   a) Vorhofflattern, Vorhofflimmern } mit hoher AV-Überleitungsrate
   b) Vorhoftachykardien
   c) Gehäufte ventrikuläre Extrasystolie,
   d) Kammertachykardie,
   e) Kammerflattern, Kammerflimmern.

AV-Knotentachykardien und supraventrikuläre Tachykardien im Rahmen eines Präexzitationssyndroms spielen im höheren Lebensalter eine untergeordnete Rolle und sollen hier nicht näher erörtert werden.

4. Pathophysiologie, Klinik und Therapie der bradykarden Herzrhythmusstörungen

Bradykarde Arrhythmien werden beim älteren Menschen am häufigsten im Rahmen eines Sinusknotensyndroms beobachtet. Dieses kann sich im EKG als Sinusbradykardie, Sinusknotenstillstand mit mehr oder weniger langen Pausen, als sinuatrialer Block ohne oder mit AV-Knoten- oder Kammerersatzrhythmus, sowie als Vorhofflimmern im Wechsel mit bradykarden sinusrhythmischen oder sinusarrhythmi-

Tabelle 5. Elektrokardiographische Befunde bei 396 Patienten im Alter von 75 Jahren und älter. Nach Wasserburger RH (1975), Postgraduate Medicine 58: 147

Normales EKG	38%
Myokardinfarkt (akut, chronisch)	7%
Myokardischämie	7%
Linksschenkelblock	9%
Rechtsschenkelblock	10%
Linksventrikuläre Hypertrophie	2%
Vorhofsextrasystolen	8%
Ventrikuläre Extrasystolen	5%
Vorhof-Tachyarrhythmien	17%
Ventrikuläre Tachyarrhythmien	0%
Digitaliseffekte	24%
AV-Blockierungen	5%
Verschiedene Abnormitäten	1%

schen Phasen manifestieren. Diese letztere Form wird dann als Tachykardie-Bradykardie-Syndrom bezeichnet (s. Abb. 4). Die Inzidenz des Sinusknotensyndroms zeigt eine eindeutige Altersabhängigkeit mit gehäuftem Vorkommen im Alter zwischen 60–80 Jahren [1, 6]. Die Abbildung 5 zeigt bei einer Patientin mit einem Sinusknotensyndrom das Nebeneinander von bradykarden und tachykarden und bradykarden Phasen des Herzrhythmus. Neben den Symptomen der verminderten Herzauswurfleistung wie Synkopen, Schwindel, Herzinsuffizienz u. ä. haben die Patienten in der Regel infolge kompensatorischer Steigerung des Schlagvolumens einen erhöhten Blutdruck mit großer Blutdruckamplitude. Die Diagnose des Sinusknotensyndroms kann durch das Langzeit-EKG, den sogenannten Atropintest (Mindest-Herzfrequenzsteigerung nach 1,0 mg Atropin auf 80–90 Schl./min) und bei unklaren Fällen durch eine Vorhofstimulation mit Bestimmung der sogenannten Sinusknotenerholungszeit verifiziert werden.

AV-Blockierungen sind nach pathologisch-anatomischen Untersuchungen von Davies [4] am häufigsten in der Region der Tawara-Schenkel lokalisiert (49%), während der Blockierungsort im AV-Knotenareal vergleichsweise selten ist. Ursächlich kommen in erster Linie eine bilaterale Bündelstammfibrose in Frage, während die ischämische koronare Herzkrankheit, Kardiomyopathien oder Verkalkungen als Ursache wesentlich seltener sind. Das klinische Erscheinungsbild bei höhergradigen Blockierungen ähnelt sehr dem des oben geschilderten Sinusknotensyndroms, die Diagnose kann im allgemeinen durch eine Langzeitelektrographie gesichert werden, in einzelnen Fällen muß durch die intrakardial Elektrographie unter Stimulations- und ergometrischen Bedingungen das Ausmaß und der Blockierungsort verifiziert werden.

Die Therapie der Wahl für die bradykarden Herzrhythmusstörungen stellt die Implantation eines ventrikelstimulierenden Herzschrittmachers dar. In der Regel ist die medikamentöse Therapie mit Vagolytika (Atropinsulfat, Ipratropiumbromid) oder mit Sympathikomimetika (Orciprenalin, Oxyfedrin) unbefriedigend und kommt nur in speziell gelagerten Fällen zur Anwendung (Tumorpatienten mit zu erwartendem kurzem Verlauf, anatomische Hindernisse für eine Schrittmacherimplantation). Unter dem Schutz des Herzschrittmachers können dann intermittierend auftretende Vorhofarrhythmien medikamentös eingestellt werden und eine zusätzlich notwendige kardiale Therapie mit Digitalisglykosiden und/oder Antiarrhythmika ohne Gefahr einer weiteren Bradykardisierung eingeleitet werden.

5. Pathophysiologie, Klinik und Therapie der tachykarden Herzrhythmusstörungen

Entscheidend für den Grad der Einschränkung der Herzleistung durch tachykarde Herzrhythmusstörungen ist die Höhe der Kammerfrequenz. So können bei tachykarden Vorhofrhythmusstörungen wie Vorhofflimmern, Vorhofflattern oder Vorhoftachykardien Kammerfrequenzen bis zu 140–160 Schl./min, in einzelnen Fällen sogar bis zu 200 Schl./min erreicht werden. Bestehen diese hohen Kammerfrequenzen über einen längeren Zeitraum, geraten die Patienten in aller Regel rasch in eine Linksherzinsuffizienz mit Dyspnoe und Lungenstauung. Primärziel der Behandlung solch tachykarder Vorhofrhythmusstörungen stellt die Senkung der atrio-ventrikulären Überleitungsrate dar. Daneben sollten die Antiarrhythmika in der Lage sein, die Vorhoffrequenzen zu senken. Zu diesem Zweck sind Digitalisglykoside, Betarezeptorenblocker oder Calciumantagonisten (Verapamil, Diltiazem etc.) besonders geeignet. Zur Senkung der Vorhoffrequenz können gegebenenfalls Chinidin oder Disopyramid additiv eingesetzt werden. Tabelle 6 gibt einen Überblick über den Wirkungsschwerpunkt verschiedener antiarrhythmisch wirksamer Substanzen. Bei Refraktärität gegenüber der medikamentösen Therapie kann nach entsprechender Vortestung durch die Implantation eines antitachykarden Herzschrittmachers auf Vorhofebene versucht werden, supraventrikuläre Tachykardien elektrisch zu beenden.

Hämodynamisch bedeutsamer sind die tachykarden ventrikulären Herzrhythmusstörungen wie gehäuft einfallende ventrikuläre Extrasystolen, ventrikuläre Tachykardien oder Kammerflattern-flimmern. Wie oben schon gezeigt, wird durch diese Art von Herzrhythmusstörungen

Tabelle 6. Wirkungsschwerpunkte der Antiarrhythmika

1. Überwiegend supraventrikulär (Sinusknoten, Vorhof, AV-Knoten):
   a) Digitalisglykoside,
   b) Betarezeptorenblocker,
   c) Calciumantagonisten.
2. Supraventrikulär und ventrikulär:
   a) Chinidin,
   b) Disopyramid,
   c) Ajmalin,
   d) Procainamid,
   e) Amiodarone,
   f) Aprindine,
   g) Propafenon.
3. Überwiegend ventrikulär:
   a) Lidocain,
   b) Diphenylhydantoin,
   c) Mexiletin,
   d) Lorcainid,
   e) Tocainid,
   f) Flecainid.

Tabelle 7. Klassifizierung ventrikulärer Arrhythmien nach Lown

Klasse 0:	keine VES
Klasse I:	< 30 VES/h
Klasse II:	> 30 VES/h
Klasse III a:	Polytope VES
Klasse III b:	Bigeminus
Klasse IV a:	VES-Paare (Couplets)
Klasse IV b:	VES-Salven (3 konsekutive)
Klasse V:	R-auf T-Phänomen

die Herzauswurfleistung und die Organdurchblutung in wesentlich stärkerem Maße eingeschränkt als durch die supraventrikulären Arrhythmien. Daneben sind auch Zahl und Qualität bzw. Art ventrikulärer Arrhythmien in prognostischer Hinsicht besonders bedeutsam, da z. B. Patienten nach abgelaufenem Herzinfarkt in fast 40% der Fälle einem plötzlichen Herztod infolge letaler ventrikulärer Herzrhythmusstörungen erliegen können. Zur prognostischen Beurteilung hat Lown ein Klassifizierungsschema angegeben, welches in modifizierter Form in Tabelle 7 wiedergegeben ist [16]. Entsprechend dieser Gradation nach Lown soll die Gefahr eines extrasystoliebedingten Kammerflimmerns von der Klasse 0 bis zur Klasse V zunehmen, wie dies durch den Pfeil in Tabelle 7 angedeutet ist. Die Bedeutung einer in die vulnerable Phase der vorangehenden Kammerrepolarisation einfallenden ventrikulären Extrasystole (sogenanntes R- auf T-Phänomen) zeigt das EKG-Beispiel der Abb. 6.

Aus dem oben Gesagten geht hervor, daß häufigere und gefährlichere ventrikuläre Arrhythmien der Lown-Klassen (II)-III bis V absolut therapiebedürftig sind. Für die Akut- und Dauerbehandlung ventrikulärer Arrhythmien bieten sich folgende Substanzen an: Lidocain, Ajmalin, Propafenon, Aprindin, Mexiletin, Disopyramid, Chinidin, Tocainid, Lorcainid oder Procainamid, evtl. Diphenylhydantoin. Bei therapieresistenten ventrikulären Tachykardien kann nach entsprechender sorgfältiger Austestung als ultima ratio die Implantation eines antitachykarden Herzschrittmachers auf Ventrikelebene indiziert sein, welcher die Tachykardien elektrisch beenden kann (Beispiel in Abb. 7). In speziell gelagerten Fällen müssen gelegentlich ventrikelchirurgische Maßnahmen wie Exzision eines Tachykardieherdes (Aneurysmektomie bei Ventrikelaneurysma), Ventrikulotomie, Endokardektomie etc. erwogen werden, wobei man aber in der Regel beim älteren Menschen wegen des Aufwandes und des erhöhten Risikos mit dem Einsatz solcher Methoden sehr zurückhaltend sein wird.

Literatur

1. Blömer H, Wirtzfeld A, Delius W, Sebening H (1977) Das Sinusknotensyndrom. Perimed-Verlag, Erlangen
2. Brandfonbrener M, Landowne M, Shock NW (1955) Changes in cardiac output with age. Circulation 12: 577
3. Corday E, Lang T-W (1978) Altered physiology associated with cardiac arrhythmias. In: Hurst Jw (ed) The Heart. Mc-Graw Hill Book Company, New York, pp 628–634
4. Davies MJ (1976) Pathology of the conduction system. In: Caird FI, Dall JLC, Kennedy RD, (eds) Cardiology in Old Age, Plenum Press, New York London, pp 57–80
5. Ferrer MK (1974) The Sick Sinus Syndrome. Mt. Kisco, New York, Futura Publishing Co
6. Gurtner HP, Lenzinger HR, Dolder M (1976) Clinical aspects of the Sick Sinus Syndrome. In: B. Lüderitz (ed) Cardiac Pacing. Diagnostic and Therapeutic Tools, Springer, Berlin Heidelberg New York, pp 12–24
7. Harris, R (1976) Cardiac arrhythmias in the aged. In: Caird FI, Dall JLC, Kennedy RD (ed) Cardiology in Old Age, Plenum Press, New York, London, 315–346
8. James TN (1978) Interpretation of pathologic anatomy associated with arrhythmias and conduction disturbances. In: Hurst JW (ed) The Heart, Mc-Graw Hill Book Company, New York, pp 607–628
9. Kaplan BM (1976) The Tachycardia- Bradycardia Syndrome. Med Clinics North Amer 60: 81–99
10. Lakata EC, Gerstenblith G (1975) Prolonged contraction duration in aged myocardium. J Clin Invest 55: 61
11. Lüderitz B (1979) Elektrische Stimulation des Herzens. Diagnostik und Therapie kardialer Rhythmusstörungen. Springer, Berlin Heidelberg New York

12. Michel D, Alber G (1977) Differentialtherapie kardialer Rhythmusstörungen. Perimed-Verlag, Erlangen
13. Mitchie J (1970) Electrocardiographic changes in the Elderly. Gerontol Clin 12: 193–202
14. Nejat M, Greif E (1976) The aging heart. A clinical review. Med Clinics North Amer 60: 1059–1078
15. Pomerance A (1976) Pathology of the myocardium and valves. In: Caird FI, Dall JLC, Kennedy RD (ed) Cardiology in Old Age, Plenum Press, New York, London, pp 11–55
16. Rozanski JJ, Castellanos A, Myerburg RJ (1980) Ventricular ectopy and sudden death. In Castellanos A (ed) Cardiac Arrhythmias: Mechanisms and Management. Cardiovascular Clinics 11/1. F. A. Davis Company, Philadelphia, pp 127–142
17. Siddons H (1976) Management of heart block. In: Caird FI, Dall JLC, Kennedy RD, (eds) Cardiology in Old Age. Plenum Press, New York London, pp 347–367
18. Sinno MZ, Gunnar RM (1976) Hemodynamic consequences of cardiac arrhythmias. Med Clinics North Amer 60: 69–80
19. Strandnell T (1976) Cardiac output in old age. In: Caird FI, Dall JLC, Kennedy RD (eds) Cardiology in Old Age. Plenum Press New York, London, pp 81–100
20. Wasserburger RH (1975) An electrocardiographic survey of the aged heart. Postgr Med 58: 147

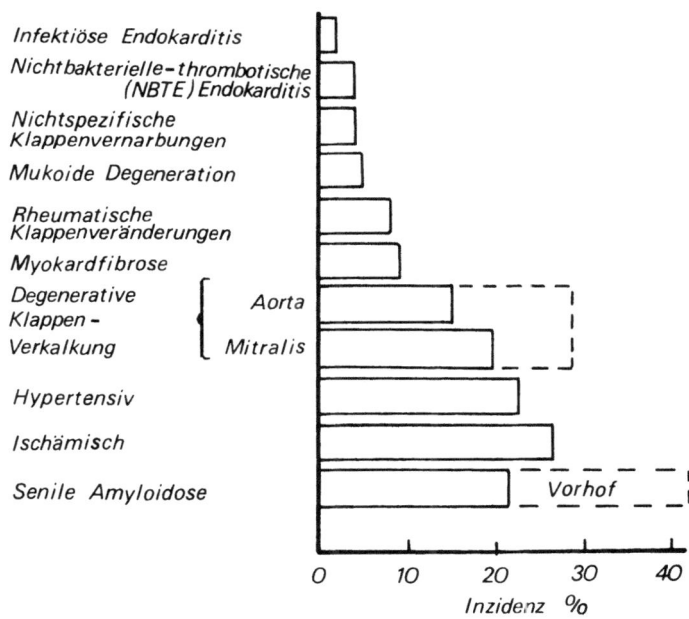

Abb. 1. Auftreten häufiger pathologisch-anatomischer Veränderungen am Herzen bei insgesamt 305 Patienten im Alter von mehr als 65 Jahren (Nach Pomerance [15])

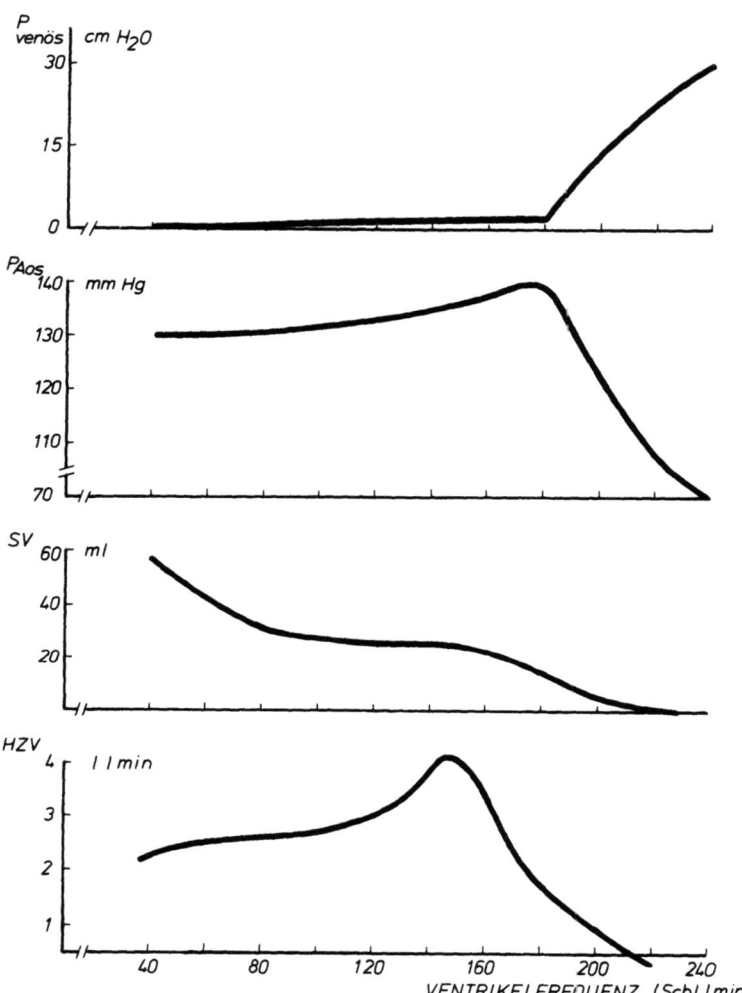

Abb. 2. Schematische Darstellung der Veränderungen von Herzminutenvolumen (HZV), Schlagvolumen (SV), arteriellem Druck (P_{Aos}, systolisch) und Venendruck ($P_{venös}$) in Abhängigkeit von der Ventrikelfrequenz. (Modifiziert nach Corday und Lang, [3]

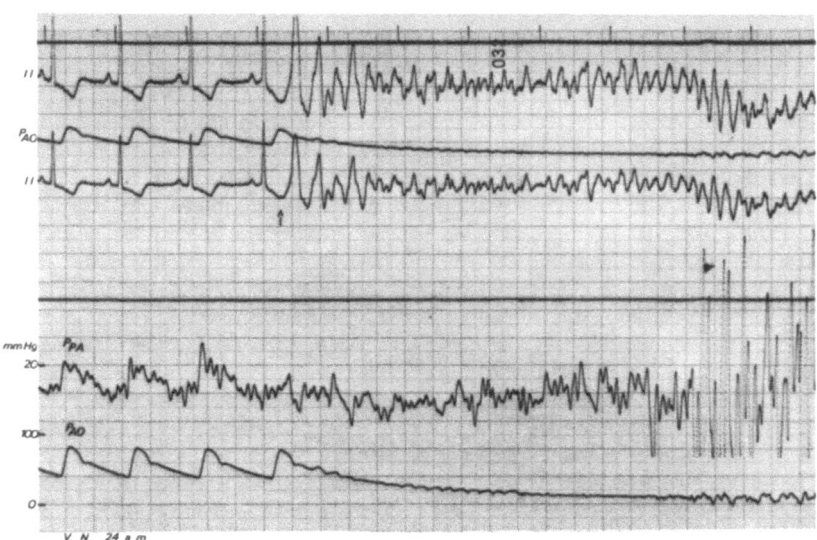

Abb. 3. Auswirkung einer kurzen Kammertachykardie mit anschließendem Kammerflimmern (durch Katheter induziert, Pfeil) auf Pulmonalarteriendruck (PPA) und Arotendruck (PAO) bei einem Patienten mit nicht-obstuktiver hypertropher Kardiomyopathie. Der Aortendruck sinkt auf praktisch 0 mm Hg ab, während der Pulmonalarteriendruck um 10 mm Hg schwankt, ohne daß Zeichen einer geordneten Ventrikelkontraktion mit phasischem Druckkurvenverlauf vorhanden sind. Der Patient wurde umgehend defibrilliert und hatte anschließend stabile Kreislaufverhältnisse. II = Extremitätenableitung II nach Einthoven

```
┌─────────────────────────┐
│    SINUSKNOTENSYNDROM   │
└─────────────────────────┘
         │
   ┌─────┴──────────────────────────┐
   ▼                                ▼
┌──────────┐                  ┌──────────────┐
│ VORHOF-  │                  │ SINUSKNOTEN- │
│ERKRANKUNG│                  │  ERKRANKUNG  │
└──────────┘                  └──────────────┘
     │                               │
     ▼                               ▼
  VORHOFS                          SINUS
    ES  ◄───────              BRADYKARDIE
     │
     ▼
VORHOFFLIMMERN  ⎤              SINUS         S-A
VORHOFFLATTERN  ⎬─────────►   ARREST        BLOCK
VORHOFTACHYKARDIE⎦
                    ▼
              ┌──────────┐
              │AV-KNOTEN │
              │ERKRANKUNG│
              └──────────┘

         LEITUNG      AUTOMATIE
         ERHALTEN     GESTÖRT

      ┌──► TACHYKARDIE - BRADYKARDIE - SYNDROM ◄──┐
```

Abb. 4. Schematische Darstellung der beim Sinusknotensyndrom möglichen und häufig nebeneinander zu beobachtenden Herzrhythmusstörungen. Durch eine kombinierte Erkrankung der Sinusknotenregion, des sinu-atrialen Grenzgebietes, des Vorhofmyokards und u.U. auch des AV-Knotens sind eine Vielzahl von sinu-atrialen oder Vorhof-Rhythmusstörungen möglich, welche beim einzelnen Patienten ineinander übergehen können. Bei Wechsel tachykarder mit bradykarden Phasen spricht man von einem Tachykardie-Bradykardie-Syndrom. Häufig sind diese Rhythmusstörungen erst durch ein Langzeit-EKG erfaßbar, welches die wichtigste Methode zur Diagnosesicherung des Sinusknotensyndroms darstellt. (Nach Kaplan, [9]. ES = Extrasystolen

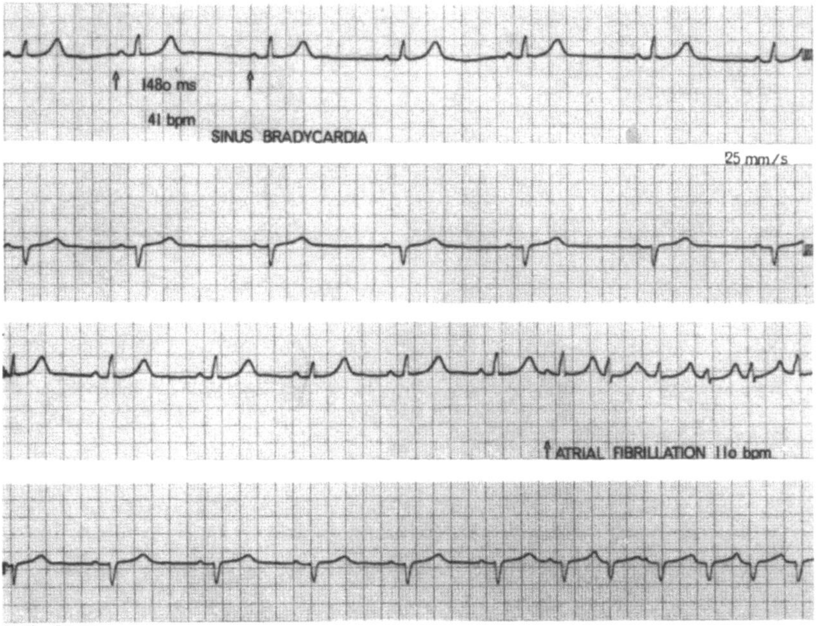

Abb. 5. Langzeitelektrokardiographische Dokumentation eines Tachykardie-Bradykardie-Syndroms bei einer 60-jährigen Patientin mit Schwindelanfällen. In der oberen Bildhälfte zeigt sich eine regelmäßige Sinusbradykardie (Sinus bradycardia) mit 41 Schl./min, welche in der unteren Bildhälfte unvermittelt in ein Vorhofflimmern (Pfeil, Atrial fibrillation) mit tachykarder Kammeraktion (110 Schl./min) übergeht. bpm = Schl./min

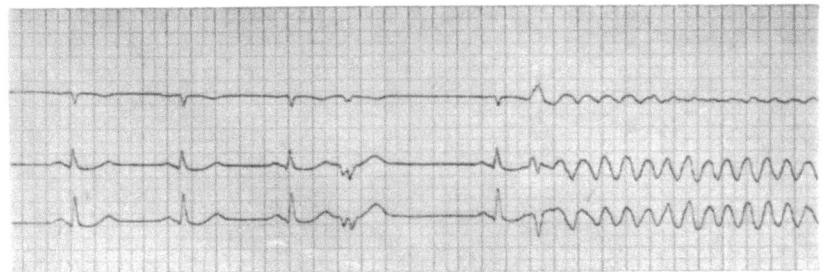

Abb. 6. Darstellung des sogenannten R auf T-Phänomens bei einem Patienten mit Koronarer Herzkrankheit. Die erste ventrikuläre Extrasystole fällt relativ spät in der Repolarisationsphase der vorangehenden Kammeraktion ein. Die zweite ventrikuläre Extrasystole fällt in die vulnerable Phase der Kammerrepolarisation ein (vergleiche die T-Wellen bei der ersten und zweiten Extrasystole) und löst ein Kammerflattern aus

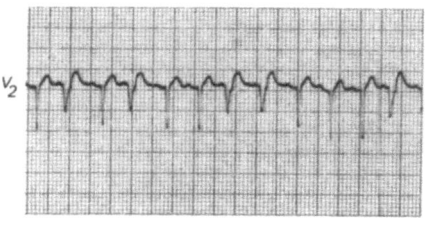

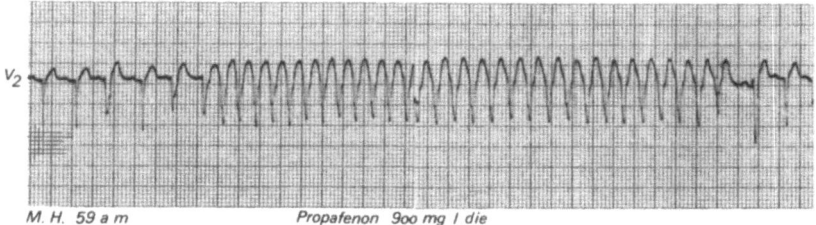

Abb. 7a. Langzeit-EKG eines Patienten mit schwerer Koronarer Herzkrankheit mit diffuser Koronarsklerose und Vorderwandaneurysma. Trotz hochdosierter antiarrhythmischer Therapie mit 900 mg Propafenon (Rytmonorm®) hatte der Patient zahlreiche ventrikuläre Extrasystolen (obere EKG-Zeile) und eine ventrikuläre Tachykardie (untere EKG-Zeile). Diese spontan auftretenden ventrikulären Tachykardien waren medikamentös nicht sicher unterdrückbar, weshalb der Patient mit einem antitachykarden ventrikelstimulierenden Herzschrittmacher versorgt wurde

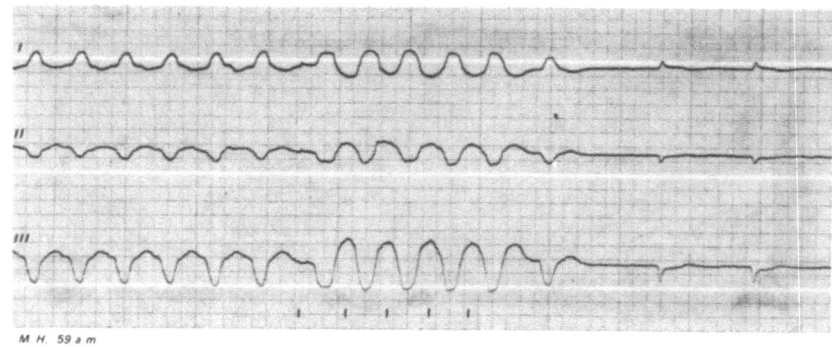

Abb. 7b. Derselbe Patient wie in Abb. 6a. Wirkung des implantierten antitachykarden ventrikelstimulierenden Herzschrittmachers. Die bei dem Patienten bestehende ventrikuläre Tachykardie (linke Bildhälfte) wird durch eine kurze Salve des Schrittmachers (Intermedics C®) mit 5 Stimuli (Striche) beendet. I, II und III = Extremitätenableitungen nach Einthoven

Herzschrittmacherimplantation – Therapie im höheren Lebensalter

Felix-R. Golling, W. Weiß, R. Leutschaft und E. Lang

1. Vorbemerkung

1958 wurde ein 47jähriger schwedischer Ingenieur mit dem ersten permanent implantierbaren, batteriegetriebenen Schrittmachersystem versorgt. Völlig untypisch für die Gesamtgruppe der mit Schrittmacher versorgter Patienten war das Alter dieses Mannes. Schrittmacherträger um die 40 Jahre stellen nur einen Anteil von etwa 8% der Gesamtgruppe dar. Seit Beginn der Schrittmacherimplantation an der Chirurgischen Universitätsklinik Erlangen-Nürnberg im Jahre 1964/65 ist der prozentuale Anteil der verschiedenen Altersgruppen praktisch unverändert; es gibt also keine historisch bestimmte statistische Bevorzugung der Schrittmacherträger zu Gunsten der jüngeren Altersgruppen. 70% der Schirttmacherträger waren 60 Jahre alt und mehr. Die Schrittmachertherapie ist daher eine typische Therapie des höheren Lebensalters.

2. Indikation zur Schrittmacher-Implantation

Ganz anders verhält es sich mit der Indikation zur Schrittmacherimplantation, die eine starke Erweiterung erfahren hat. Der schon zitierte erste Schrittmacherträger aus dem Jahre 1958 bot mit einem AV-Block III eine klassische absolute Indikation (bis auf wenige Ausnahmen) zur Implantation. Der Anteil dieser Herzrhythmusstörung ist jedoch deutlich rückläufig. Als Ursache dafür erkennen wir, daß etwa seit 1970 das Sinusknotensyndrom als Indikation zunimmt und zudem dürfen wir annehmen, daß sich auch unter MAS-Anfälle unbekannter Genese entweder zeitweise auftretende hochgradige AV-Blöcke oder langanhaltende bradykarde Phasen bei Sinusknotensyndrom verbergen. Die Indikation zur Schrittmachertherapie läßt sich tabellarisch wie folgt darstellen (Tabelle 1).
Wir sind hinsichtlich der Indikation zur Schrittmacherimplantation in den letzten Jahren noch kritischer geworden, nachdem sich zeigte, daß das Sinusknotensyndrom sich in seiner Langzeitprognose mit und ohne Schrittmacher nicht sicher unterscheidet [1]. Auch an dem noch vor we-

Tabelle 1. Diagnosehäufigkeit in % in Abhängigkeit vom Alter

	1–49 n = 105	50–59 n = 140	60–69 n = 425	70–79 n = 463	80–89 n = 119
AV-Block I u. II	1	4	4	4	4
AV-Block III	23	30	43	47	57
MAS unkl. Genese	8	10	13	13	10
Bradytachykardie	2	4	2	2	2
Bradyarrhyth. m. MAS	2	3	3	5	3
Bradyarrhyth. o. MAS	1	4	4	8	5
SA-Blockierung	10	12	14	9	13
Sinusbradyk. m. MAS	1	3	2	2	1
CSS	3	5	4	4	2
Sonstige (z. B. Herz-Op)	46	18	5	1	0

nigen Jahren weitgehend bevorzugten Standpunkt, einen linksanterioren Hemi-Block mit AV-Überleitungsstörung Grad I prophylaktisch (also bei zur Zeit fehlenden Beschwerden) mit Schrittmacher zu versorgen, halten nur noch unkritische Einzelgänger fest. Geplalnte, rein empirische Studien zu dieser Frage kommen derzeit über die Stufe eines Konzeptes nicht hinweg; die Fallzahl müßte ungewöhnlich hoch sein um schlüssig entscheiden zu können, ob eine Lebensverlängerung nach Implantation möglich ist. Vereinzelte dazu pro- und retrospektiv, vor allem im Ausland durchgeführte Arbeiten, lassen aufgrund kleiner Fallzahlen keine Antwort auf diese Frage zu. Aus Analysen des kompletten Linksschenkelblockes wissen wir, daß ein Großteil in der Tachykardie stirbt und nicht – wie früher vermutet – im totalen Block mit Bradykardie, der der herkömmlichen Schrittmachertherapie zugänglich wäre. Tachykarde Rhythmusstörungen sind nach Versagen der gesamten medikamentösen antiarrhythmischen Palette ebenfalls eine Indikation zur Implantation von Spezialschrittmachern, jedoch kann verallgemeinert festgestellt werden, daß das experimentelle Stadium in dieser Hinsicht noch nicht verlassen ist, da ein einer Implantation vorausgehender großer invasiver elektrophysiologischer Aufwand getrieben werden muß und daher eine Implantation dieser Schrittmacher auf Einzelfälle beschränkt sein dürfte. Bei tachykarden Rhythmusstörungen mit schwerer Symptomatik (Synkopen) ist eine ambulante Vorstellung in einem darauf spezialisierten Zentrum indiziert.

3. Vorbedingung für die Schrittmacherversorgung

Es muß vor der Implantation unbedingt angestrebt werden, einen typischen EKG-Befund aus einem Ruhe-EKG oder einem Langzeit-EKG als Voraussetzung zu haben (wobei auch gesichert sein sollte, daß die klinische Symptomatik zeitlich mit diesem EKG-Befund einherging). Eine Implantation eines Schrittmachers bei fehlender klinischer Symptomatik ist leider gehäuft mit dem hohen Risiko einer falschen Therapie behaftet. Mitunter wird es gut sein eher abzuwarten und nichtinvasive und invasive Methoden über einen längeren Zeitraum hinaus auszureizen.

Schon beim ersten Auftreten synkopenähnlicher Symptomatik ohne jedes charakteristische Moment für eine bradykarde Rhythmusstörung bzw. ohne ein typisches EKG, den Ruf nach dem Schrittmacher laut werden zu lassen und diese Vermutung auch gegenüber Angehörigen bzw. den Kranken selbst zu äußern, führt häufig zu Schwierigkeiten. Der später hinzugezogene kardiologisch orientierte Arzt hat es angesichts einer vielleicht eher abwägenden Einstellung zur Implantation schwer, den als Rettungsanker gegen Schwindel und Mattigkeit gepriesenen Schrittmacher dem Kranken und den Angehörigen ausreden zu müssen. Seitens ängstlicher Patienten wird mitunter die Implantation geradezu ultimativ gefordert; der die Indikation verantwortende Arzt gerät bei selbstkritischer Einstellung dann in Gewissensnöte.

Eine Indikation zur kardiologischen ambulanten oder stationären Klärung der Frage nach einer Schrittmacherimplantation halte man daher zunächst bewußt allgemein, z. B. „wir wollen den Schwindel abklären lassen" etc.

Es ist außerordentlich hilfreich, zur Diagnosestellung schon beim Erstuntersucher Angehörige und Berufskollegen hinzuzuziehen, die einen Synkopalanfall oder ähnlichen Beschwerdezustand aus nächster Nähe miterlebt haben.

So dramatisch auch die Synkope selbst ist, bedeutet sie bei Zustand akuter Myokarditis oder akutem Myokardinfarkt dennoch nicht die absolute Indikation zur permanenten Stimulation.

4. Kontraindikationen und falsche Indikationen

Eine Reihe von falschen Indikationen zur Schrittmachertherapie sind ohne großen elektronischen Aufwand zu analysieren.
Dazu gehört die Frage der Wirkung einer Begleitmedikation. Tritt der Schwindel nach Beginn einer antihypertensiven Therapie auf, ist eine

Beendigung derselben und entsprechende Beobachtung erforderlich. Häufig handelt es sich dabei um Schwindel bei Lagewechsel, vom Liegen zum Sitzen oder vom Sitzen zum Stehen, im Sinne einer orthostatischen Frühregulationsstörung. Bei auffallender Bradykardie und Digitalisierung wird – wie allgemein üblich – zunächst die Digitalisierung ersetzt durch Saluretika und anschließend das Beschwerdebild erneut beurteilt. Hat sich das Allgemeinbefinden (Müdigkeit, Lustlosigkeit, Schwindel) allmählich über mehrere Monate oder Jahre verschlechtert, ist an eine Hirnfunktionsstörung unabhängig kardialer Genese zu denken und ein längerer Beobachtungszeitraum indiziert, bevor man sich zu einer Implantation entschließt.

Ganz besonders schwer zu analysieren sind die sogenannten vegetativen Synkopen oder psychomotorische Anfälle. Ein guter Teil dieser Kranken fällt erst nach erfolgloser Schrittmacherimplantation dem neurologisch orientierten Arzt auf, der sich allerdings dann auch leichter tut als vorher, weil er – funktionierende Schrittmacherfunktion vorausgesetzt – eine bradykarde Rhythmusstörung ausschließen kann. Nicht ausschließen kann er die tachykarde Rhythmusstörung, die sich häufig durch abrupten Wechsel von normaler Gesichtsfarbe zu Gesichtsblässe und anschließender überschießender Hautröte bei nur leicht beeinträchtigendem Bewußtseinszustand oder auch schwereren kollaptischen Zuständen verrät. Gerne treten diese Bilder bei relativ jungen, ansonsten gesunden Menschen auf, auch bei völlig veränderten Koronararterien. Das jugendliche Alter sollte hier nicht zu der unkritischen Bemerkung „psychovegetative Störung" verleiten. Unter dieser Diagnose trafen wir mehrmals auf schwere Kammertachykardien bei 20 bis 30 Jährigen.

Eine Epilepsie muß hinsichtlich der typischen Symptome immer ausgeschlossen werden.

Eine Hypoglykämie bei bekannter Therapie eines Diabetes mellitus wird selten übersehen; schwieriger wird es bei der Diagnose anderer hypoglykämischer Zustände als Ursache der Synkope. Bei Carotisstenosen und synkopalen Zuständen ist die Indikation zur Schttmachertherapie kritisch abzuwägen. Hier treten synkopenähnliche Zustände und Synkopen bei völlig unverändertem Herzrhythmus auf; liegt ein Hypertonus gleichzeitig vor und wird unbekümmert die Carotis gedrückt (gleichzeitig, ob auf der stenosierten oder nichtstenosierten Seite), kann eine bradykarde Phase mit Synkopen auftreten, die dem spontanen Bild der Bewußtseinsstörung entspricht, aber eben nicht dadurch bedingt sein muß. Man sollte zur Operation der Carotisstenose temporär eine Schrittmacherelektrode legen und den weiteren Verlauf nach operativer Verbesserung der zerebralen Durchblutung abwarten.

Alle zweifelhaften bradykarden EKG-Befunde bei fehlender klinischer Symptomatik (einschl. hochgradiger AV-Überleitungsstörung 1, AV-Block 2, SA-Blockierungen kurzzeitig) versorge man tunlichst vor längerandauernden Operationen mit einer temporären Schrittmacherelektrode und entscheide sich zur permanenten Implantation später.
Die Prognose quo ad vitam ist nach einer Implantation gut. Wir haben 1978 an unserem Krankengut feststellen müssen, daß sich in ihm zwei Kollektive mit unterschiedlicher Lebenserwartung verbergen (Abb. 1, 2). Ein weit über der Absterberate der Normalbevölkerung gelegener Anteil stirbt in allen Altersgruppen im Laufe des ersten Jahres, ein anderer, größerer Teil, der diesen Zeitraum überlebt, hat eine der Normalbevölkerung sicher entsprechende Absterberate [2]. Für die über Achtzigjährigen, von denen etwa 30% im ersten Jahr sterben, dürfen wir die Herzinsuffizienz als frühzeitig terminierenden Faktor annehmen (Abb. 2). Eine genauere Analyse dieser Faktoren ist derzeit in Vorbereitung.

5. Die postoperative Kontrolle der Schrittmacherfunktion

Die postoperative Kontrolle der Schrittmacherfunktion ist bei niedergelassenen Kollegen heute mittels EKG und einfacher elektronischer Funktionskontrolle von Schrittmacherfrequenz und Impulsbreite leicht möglich. Wir empfehlen die erste Kontrolle aus Gründen der Garantieleistung gegenüber der Herstellerfirma nach 3 Monaten bei der implantierenden Klinik durchzuführen, anschließend bei niedergelassenen Kollegen in halb- bis jährlichen Abständen. Voraussetzung für eine kontinuierliche Betreuung ist allerdings die genaue Kenntnis der Erschöpfungskriterien der Batterie, die bei den einzelnen Firmen und Modellen leider verwirrend vielfältig sind. Eine mindestens jährliche Überprüfung bei der implantierenden Klinik – gerade auch bei programmierbaren Schrittmachern – wird sich daher nicht umgehen lassen.
Einer palpatorisch ermittelten Herzfrequenz unter der eingestellten Schrittmacherfrequenz liegen häufig nicht tastbare, vom Schrittmacher aber gesenste Extrasystolen zugrunde, weswegen bei jedem Verdacht einer bradykarden Schrittmacherfunktionsstörung ein Elektrokardiogramm oder gleichzeitig Auskultation der Herztöne empfohlen wird. Manche unnötige lange Anreise zum implantierenden Zentrum kann dadurch vermieden werden und die ggf. erforderliche antiarrhythmische Therapie zu Hause eingeleitet werden.

6. Zusammenfassung

Nach genauer anamestischer Befragung und dem Ehrgeiz, ein typisches EKG zusammen mit dem klinischen Befund der Synkope zu erhalten, stellt die Schrittmachertherapie bei bradykardiebedingten symptomatischen Zuständen wie Schwindel, Synkopen, Adam-Stokes-Anfällen eine Therapieform dar, die dem jüngeren wie dem älteren Patienten kein besonderes Complianceverhalten abverlangt und ihm ein abwechslungsreiches, berufliches und privates Leben, einschließlich weiter Reisen, erlaubt.

Wir selbst streben an, unsere Kriterien der Indikation gerade bei Kranken in höherem Alter zu verschärfen und eine Abgrenzung gegenüber Schwindelzuständen anderer Genese methodisch sauber vornehmen zu können. Eine medikamentöse Alternative zur Schrittmachertherapie existiert derzeit nicht.

Literatur

1. Braunwald E (1980) Heart Disease, Philadelphia
2. Golling Felix-R (1979) Lebenserwartung mit Herzschrittmacher, Aktuelle Gerontologie 9:3, 111–114

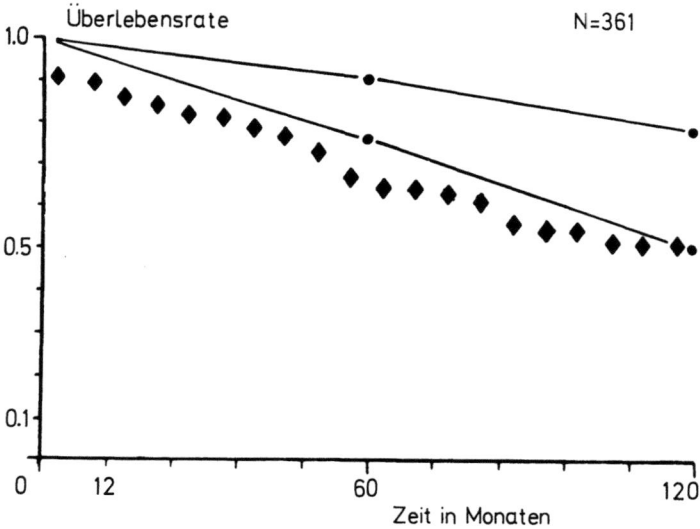

Abb. 1. Überlebensrate der Sechzig- bis Neunundsechzigjährigen nach Schrittmacherimplantation

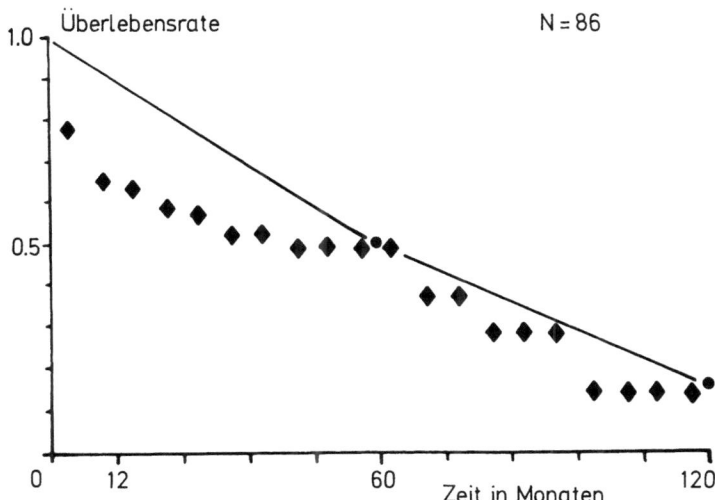

Abb. 2. Überlebensrate der über Achtzigjährigen nach Schrittmacherimplantation

Hoher Blutdruck im Alter – Bedeutung und Behandlung

F. W. Lohmann

1. Begriffsbestimmung

Unabhängig vom Lebensalter liegt unter Ruhebedingungen eine stabile arterielle Hypertonie dann vor, wenn der systolische Blutdruck konstant 160 mmHg und/oder der diastolische Blutdruck konstant 95 mmHg beträgt oder überschreitet.

Der Begriff des sogenannten Altershochdrucks hat nun zu der Auffassung verführt, daß im höheren Lebensalter geradezu naturgesetzlich eine Blutdruckerhöhung eintrete als Folge der Physiosklerose des Gefäßsystems. Wie Franke anhand der Untersuchung von 118 über 100jähriger Menschen aber zeigen konnte [1], gibt es den gesetzmäßigen Altershochdruck jedoch nicht; denn diese über 100jährigen Menschen hatten im Mittel einen Blutdruck von 145/78 mmHg. Vermutlich liegt in diesem günstigen Blutdruckniveau ein wesentlicher Grund ihres hohen Lebensalters.

So läßt sich nachweisen, wie unabhängig vom Lebensalter mit zunehmender Höhe des diastolischen Blutdruckes die Sterblichkeit ansteigt, und zwar oberhalb eines diastolischen Druckes von 90–95 mmHg recht steil [6,7]. Ein ähnlicher Zusammenhang findet sich nun auch für den systolischen Blutdruck. Dabei ist dann zu betonen, daß in epidemiologischen Studien dem systolischen Blutdruck sogar zum Teil eine größere prognostische Bedeutung zugemessen wird als dem diastolischen Druck [9]. Dieses gilt auch für die isolierte Erhöhung des systolischen Blutdruckes, wie sie gerade bei älteren Menschen infolge des Elastizitätsverlustes der Aorta und großen Arterien häufig ist. Die früher oft gestellte Frage, ob ein isoliert erhöhter systolischer Blutdruck ein Risikoindikator oder aber wie ein erhöhter diastolischer Blutdruck ein Risikofaktor für kardiovaskuläre Komplikationen sei, wird heute überwiegend im Sinne des Risikofaktors beantwortet [8]. Bedenkt man nämlich, daß auch eine isolierte systolische Blutdruckerhöhung mit demzufolge vergrößerter Blutdruckamplitude zu einer Erhöhung des arteriellen Mitteldruckes (arterieller Mitteldruck = diastolischer Blutdruck + ⅓ Blutdruckamplitude) führt, so bedeutet das sowohl eine myocardiale als auch vaskuläre Mehrbelastung und damit Gefährdung. Begriffe wie

Altershochdruck oder gar Erfordernishochdruck sollten daher aufgegeben werden. Hoher Blutdruck im Alter ist ebenso eine Krankheit wie bei jungen Patienten, wenngleich die klinische Bewertung wie auch die Behandlung natürlich unterschiedlich sind. Grundsätzlich führt ein systolisch wie diastolisch erhöhter Blutdruck über eine Beschleunigung der Arteriosklerose aber auch direkt druckmechanisch zu einem vorzeitigen und gehäuften Auftreten kardiovaskulärer Komplikationen und Folgekrankheiten. In diesem Zusammenhang ist nun das Lebensalter, in dem sich ein erhöhter Blutdruck einstellt, von großer Bedeutung.

2. Blutdruck und Lebenserwartung

Eine Blutdruckerhöhung auf 150/110 mmHg bedeutet bei Nichtbehandlung im Mittel für einen 35jährigen Hypertoniepatienten eine Verminderung seiner verbleibenden Lebenserwartung um 16,5 und für einen 55jährigen Hypertoniepatienten um „nur" 6 Jahre [6,7]. Die frühzeitige Erkennung und Behandlung auch grenzwertiger bzw. leichter Blutdruckerhöhungen ist somit vor allem für jüngere Hypertoniepatienten prognostisch entscheidend. Andererseits konnte gezeigt werden, daß auch bei älteren Patienten jenseits des 50. Lebensjahres das Ausmaß der kardiovaskulären Morbidität und Letalität von der Höhe des Blutdrucks abhängt. Wie die Framingham-Studie belegt, sind der apoplektische Insult und die Herzinsuffizienz die häufigsten hochdruckbedingten Folgekrankheiten, und zwar besonders bei den 65–74jährigen Hypertoniepatienten, im Vergleich zu entsprechenden normotensiven Personen. In der Veterans-Administration-Studie schließlich entfiel die Hälfte der kardiovaskulären Erkrankungen infolge eines unbehandelten Bluthochdruckes auf die über 60jährigen Patienten [8]. Weiterhin ist hervorzuheben, daß die Ende 1979 publizierte „hypertension Detection and Follow-up Program" – Studie [4] auch für die Gruppe der 60–69jährigen Hypertoniepatienten durch eine straffe antihypertensive Behandlung in einem klinischen Zentrum im Vergleich zur Behandlung unter den Bedingungen der freien Praxis noch prognostische Vorteile erbrachte.

3. Indikation zur antihypertensiven Therapie im Alter

Trotz dieser vielen Hinweise auf die Bedeutung des erhöhten Blutdrukkes als Risikofaktor kardiovaskulärer Komplikationen auch beim älteren Menschen, herrscht über die Notwendigkeit und den Nutzen einer antihypertensiven Therapie beim älteren Menschen bis heute Unklarheit und Uneinigkeit. Bei der Diskussion derartiger Probleme fehlt nie der Hinweis auf noch ausstehende spezielle Therapiestudien bei älteren Hypertoniepatienten. Wenngleich die Unterscheidung zwischen „jung" und „alt" in diesem Zusammenhang eher biologisch als kalendarisch zu verstehen ist, so ist übereinstimmend diese Trennlinie beim 60. bis 65. Lebensjahr zu sehen. Im renomierten New England Journal of Medicine steht Mitte 1980 zur Behandlung der Hypertonie bei älteren Menschen [8]: „Zusammenfassend ist festzustellen, daß infolge der Hypertonie bei älteren Menschen sehr häufig kardiovaskuläre Krankheiten auftreten. Es gibt zwar bisher noch keinen endgültigen Beweis dafür, daß eine antihypertensive Behandlung in dieser Altersgruppe die Prognose verbessert, aber die Wertung der vorliegenden Daten legt nahe, daß sich eine Therapie günstig auswirkt. Aufgrund dieser Erkenntnisse befürworten wir ein aktives aber behutsames Vorgehen." Dieser Aussage ist nun unter Hinweis auf die zuvor gemachten Ausführungen voll zuzustimmen.

Bei der Indikationsstellung zur antihypertensiven Behandlung älterer Patienten ist nun noch zu berücksichtigen, daß jenseits des 60. Lebensjahres ein Stehblutdruck von 160/90 mmHg als ausreichendes Therapieziel akzeptabel ist. Nach meiner Einschätzung ergibt sich nun allgemein und insbesondere bei älteren Patienten die Indikation zur Hochdrucktherapie folgendermaßen [7]:

1. Bei jüngeren Hypertoniepatienten (unter 50 Jahre) mit ständig diastolischen Blutdruckwerten von 90 mmHg und höher.
2. Bei älteren Hypertoniepatienten (über 50 Jahre) mit ständig diastolischen Blutdruckwerten von 95 mmHg und höher.
3. Bei jüngeren Hypertoniepatienten mit labiler Hypertonie (d. h. neben eindeutig hypertensiven werden immer wieder auch normotensive Blutdruckwerte unter 140/90 mmHg gemessen), sofern eine der folgenden Bedingungen zusätzlich erfüllt ist:
   a) Vorliegen weiterer Risikofaktoren (Übergewicht, Stoffwechselstörungen, Nieren- bzw. Herzkrankheiten, familiäre Hochdruckbelastung) oder
   b bei mehrmonatiger Blutdruckkontrolle und dabei festgestelltem Überwiegen der hypertensiven Blutdruckwerte; auf die Bedeutung und Entscheidungshilfe, welche die Überprüfung des Blut-

druckverhaltens bei einem standartisierten ergometrischen Untersuchungsverfahren in diesem Zusammenhang beinhaltet, sei hingewiesen.

4. Bei Patienten mit isolierter systolischer Hypertonie über 180 mmHg aufgrund einer Sklerose der Aorta und großen Arterien; denn der auch bei dieser Konstellation erhöhte arterielle Mitteldruck bedeutet erstrecht bei in der Regel gleichzeitig bestehender Coronarsklerose eine inadäquate myokardiale und vaskuläre Belastung wie Gefährdung.

4. Allgemeintherapie

Unter Ausklammerung des hypertensiven Notfalles bedeutet nun Hochdruckbehandlung in diesem Zusammenhang keineswegs sofort eine medikamentöse Therapie. Auch und gerade für ältere Hypertoniepatienten gelten die bekannten Prinzipien der allgemeinen Behandlungsmaßnahmen bei Bluthochdruck. Neben der Reduktion bzw. Vermeidung von Übergewicht sollte unbedingt die tägliche Kochsalzzufuhr auf 5–6 g beschränkt werden, was annähernd einer Normalkost ohne Zusalzen entspricht. So ließ sich bei Hypertoniepatienten mit diastolischen Blutdruckwerten bis zu 104 mmHg *ohne* Antihypertensiva allein durch eine tägliche Kochsalzbeschränkung auf 4,5 g in 85% der Fälle eine Blutdrucknormalisierung erreichen [3]. Ohne eine medikamentöse Therapie zusätzlich anzuwenden, kann daher auch bei älteren Hypertoniepatienten mit ständig diastolischen Blutdruckwerten unter 105 mmHg, sowie bei isolierter systolischer Hypertonie unter 200 mmHg zunächst versucht werden, durch diese sogenannten Allgemeinmaßnahmen den Blutdruck zu normalisieren. Gelingt das auf diese Weise nicht, so ist zusätzlich eine medikamentöse Behandlung erforderlich, welche von Anfang an bei Blutdruckwerten ab 105 mmHg diastolisch bzw. über 200 mmHg systolisch mitbegonnen werden sollte.

5. Grundsätzliche Vorbemerkungen zur Hochdrucktherapie

Bevor nun auf Einzelheiten der Pharmakotherapie des hohen Blutdruckes im Alter näher eingegangen wird, sind noch einige grundsätzliche Anmerkungen hierzu notwendig.
Bei älteren Hypertoniepatienten (über 50 Jahre) sind neben der klinischen Untersuchung Kreatinin, Serumelektrolyte, Urinstatus, EKG sowie Röntgenbild des Thorax die zunächst ausreichenden diagnosti-

schen Maßnahmen. Eine spezielle Hochdruckdiagnostik ist nur bei medikamentös nicht ausreichend zu beeinflussender arterieller Hypertonie erforderlich [5].
Außer bei hypertensiven Notfällen sollte gerade bei älteren Hypertoniepatienten die Blutdrucksenkung nie rasch sondern immer protrahiert erfolgen. Einen allgemeinen „Erfordernishochdruck" gibt es sicherlich nicht, doch können isolierte Gefäßstenosen z. B. der hirnversorgenden Arterien individuell das Ausmaß der verträglichen Blutdrucksenkung einschränken. Im Einzelfall kann es also einen organbezogenen, kritischen Perfusionsdruck hinter einer arteriellen Stenose geben, der bei der antihypertensiven Therapie nicht unterschritten werden darf.
Wegen der Gefahr einer ausgeprägten und unter Umständen lang anhaltenden orthostatischen Kreislaufregulationsstörung als Nebenwirkung sollte Guanethedin erstrecht bei älteren Hypertoniepatienten heute nicht mehr eingesetzt werden. Generell aber besonders bei älteren Hochdruckkranken ist für uns ebenso Reserpin, Alphamethyldopa und weitgehend auch Clonidin wegen der doch häufigen Nebenwirkungen praktisch entbehrlich geworden, da inzwischen verträglichere therapeutische Alternativen vorhanden sind (s. später).
Bei der antihypertensiven Pharmakotherapie beim alten Menschen ist nun noch zu beachten, daß im Vergleich zu jüngeren Patienten die Pharmakokinetik der Medikamente verändert sein kann, da beim alten Menschen die Verteilungsräume und die renale wie hepatische Clearance der Pharmaka in der Regel abgenommen haben [8]. Demzufolge fanden sich beispielsweise in entsprechenden Vergleichsuntersuchungen bei älteren Patienten höhere Plasmaspiegel von Betarezeptorenblockern als bei jüngeren Patienten. Da somit bei älteren Patienten höhere Plasmaspiegel der Medikamente zu erwarten sind, sollten auch die Antihypertensiva in der Regel niedriger dosiert werden. Weiterhin sollten Dosissteigerungen behutsamer und in größeren Abständen als bei jüngeren Patienten erfolgen.
Bei älteren Hypertoniepatienten findet sich darüber hinaus infolge einer Abschwächung des Barorezeptorenreflexes eine deutlich geringere Reflextachycardie bei Vasodilatation. Dadurch sind Vasodilatatoren wie z. B. Dihydralacin unter Umständen auch allein ohne gleichzeitige Betarezeptorenblockade im Einzelfall verträglich und anwendbar, was besonders bei der Behandlung der isolierten systolischen Hypertonie vorteilhaft ist [10]. Denn die unter Vasodilatation erhöhte arterielle Dehnbarkeit führt zusammen mit dem in diesen Fällen nur geringen Anstieg des Herzzeitvolumens noch am ehesten zur Abnahme des überhöhten systolischen Druckes. Da die leichte Steigerung des Herzzeitvo-

lumens hierbei in erster Linie durch die nur geringe Zunahme der Herzfrequenz bedingt ist, unterstützt die dabei relative Abnahme des Schlagvolumens diesen Vorgang. Die klinische Brauchbarkeit dieser hämodynamischen Überlegungen zur Behandlung der oft nur schwer therapeutisch zu beeinflussenden isolierten systolischen Hypertonie älterer Menschen mit einer vorsichtigen, alleinigen Vasodilatatortherapie wird sich in der Praxis zeigen müssen.

Daß schließlich das Therapieschema vor allem beim alten Menschen besonders einfach gehalten werden sollte, ist nahezu selbstverständlich.

Zur Kontrolle der antihypertensiven Therapie sind Blutdruckmessungen im Liegen bzw. Sitzen und im Stehen notwendig, um gegebenenfalls orthostatische Kreislaufregulationsstörungen rechtzeitig zu erkennen.

Bei körperlich sehr aktiven Patienten empfiehlt es sich idealerweise, zur Beurteilung der Güte einer antihypertensiven Behandlung das Blutdruckverhalten unter Belastung, z. B. mittels eines standartisierten ergometrischen Untersuchungsverfahrens zu überprüfen [2].

7. Behandlung mit Betarezeptorenblocker

Auch für ältere Patienten stellt nun die Einführung der Betarezeptorenblocker in die Hochdrucktherapie einen entscheidenen Fortschritt dar, natürlich unter sorgfältiger Beachtung ihrer absoluten Kontraindikationen: manifeste Herzinsuffizienz, Syndrom des „kranken Sinusknotens", höhergradige artrioventrikuläre Blockierungen, manifeste obstruktive Ventilationsstörung.

Folgende Aspekte sind in diesem Zusammenahng hervorzuheben (Literatur s. [7]):

1. Betarezeptorenblocker führen in der Monotherapie erst nach mehreren Tagen bis Wochen zu einer protrahierten Blutdrucksenkung.
2. Betarezeptorenblocker haben zwar prinzipiell die gleiche antihypertensive Wirksamkeit wie andere Antihypertensiva, jedoch kann im höheren Lebensalter bei der Monotherapie ihre blutdrucksenkende Wirkung geringer sein, bei dann allerdings guter Blutdrucksenkung unter saluretischer Behandlung. Somit empfiehlt es sich, bei älteren Hypertoniepatienten etwa vom 60. Lebensjahr an, die Hochdrucktherapie entweder mit einem Saluretikum zu beginnen, oder aber von Anfang an eine Kombinationsbehandlung Betarezeptorenblocker plus Saluretikum durchzuführen. Der Vorteil dieser kombinierten Therapie gerade für ältere Hypertoniepatienten wird später noch begründet.

3. Bei Beachtung ihrer Kontraindikationen haben nun die Betarezeptorenblocker im Vergleich zu allen anderen Antihypertensiva eine bessere Verträglichkeit, was auf jeden Fall die Therapietreue der Patienten (die „Compliance") begünstigt. Besonders das Fehlen einer orthostatischen Hypotonie unter Betarezeptorenblockade ist hervorzuheben. Eine symptomlose Ruhebradycardie selbst unter 50 Schläge/min unter Betarezeptorenblockade ist solange ohne klinische Bedeutung, wie die PQ-Zeit keine Verlängerung zeigt und es unter körperlicher Belastung zu einem adäquaten Anstieg der Herzfrequenz kommt.
4. Weiterhin sind allein die Betarezeptorenblocker in der Lage, vor allem überhöhte Belastungsblutdrücke zu senken, bzw. zu normalisieren.
5. Gleichzeitig bedeutet eine Verminderung der belastungsabhängigen Blutdruck- und Herzfrequenzanstiege unter Betarezeptorenblockade eine Herabsetzung des myokardialen Sauerstoffverbrauchs entsprechend der Abnahme des Druckfrequenzproduktes. Es offenbart sich hier sicherlich ein Aspekt zur Erklärung der kardioprotektiven Wirkung der Betarezeptorenblocker. Da sich bei Hochdruckkranken selbst mit normalem Koronarangiogramm bereits eine eingeschränkte Koronarreserve nachweisen ließ, erscheint daher gerade bei älteren Hypertoniepatienten mit in der Regel nicht mehr normalen Koronararterien ein Betarezeptorenblocker als Bestandteil des antihypertensiven Behandlungskonzeptes sinnvoll und ratsam.

8. Kombination mit einem Saluretikum

Kommt es unter alleiniger Betarezeptorenblockade nicht zur Blutdrucknormalisierung, bietet sich die Kombination mit einem Saluretikum an. Bei synergistischer Wirkung auf den Blutdruck bedeutet diese Kombination wegen der gegensinnigen Beeinflussung des Renin-Angiotensin-Aldosteron-Systems durch einen Betarezeptorenblocker bzw. durch ein Saluretikum gleichzeitig eine Verminderung des Hypokaliämierisikos im Vergleich zu einer saluretischen Monotherapie. Eine derartige Kombinationstherapie ist nun, wie bereits erwähnt, primär bei älteren Hypertoniepatienten angebracht.

9. Die Dreierkombination

Eine weitere Steigerung in der antihypertensiven Potenz liegt in der Dreierkombination Betarezeptorenblocker-Saluretikum-Vasodilatator. Die Anwendung eines direkten Vasodilatators (z. B. Dihydralacin) als Antihypertensivum ist in der Regel nur bei gleichzeitiger Betarezeptorenblockade sinnvoll und möglich und ratsam, da die reflektorische Tachycardie bzw. Steigerung des Herzzeitvolumens nach Vasodilatation auf diese Weise abgefangen wird. Der Betarezeptorenblocker bewirkt hierdurch nicht nur eine stärkere Blutdrucksenkung als bei alleiniger Vasodilatation, sondern gewährleistet vor allem die kardiale Verträglichkeit des Vasodilatators. Auf die eventuelle Ausnahme der alleinigen, vorsichtigen Anwendung eines Vasodilatators bei der isolierten systolischen Hypertonie wurde bereits hingewiesen. Weiterhin sei auf die günstige Beeinflussung der kardialen Pumpfunktion durch Vasodilatatoren hingewiesen. So können die bei arterieller Hypertonie angewandten, am arteriellen Schenkel angreifenden Vasodilatatoren die kardiodepressiven Auswirkungen einer Betarezeptorenblockade gegebenenfalls verhindern bzw. abschwächen.

Die Dreierkombination Betarezeptorenblocker-Saluretikum-Vasodilatator kann nun bei schnellerem Wirkungseintritt durchaus auch sofort bei Patienten mit einer schweren arteriellen Hypertonie eingesetzt werden, wenn klinisch eine raschere Blutdrucksenkung erforderlich ist. Bei synergistischer antihypertensiver Wirkung der Einzelsubstanzen und bei gegenseitiger Neutralisierung der jeweiligen hämodynamischen bzw. entokrinologischen „Nebenwirkungen" stellt die Dreierkombination Betarezeptorenblocker-Saluretikum-Vasodilatator (Dihydralazin bzw. Prazosin) ein Therapiekonzept dar, mit dem über 90% aller Hypertoniepatienten heute suffizient behandelbar sind.

10. Zur Wahl des antihypertensiven Pharmakon

Wegen der besonders guten Verträglichkeit und den fehlenden, bzw. geringeren metabolischen Auswirkungen ist heute den überwiegend beta-1-selektiven Rezeptorenblockern der Vorzug zu geben. Als Saluretikum sollte bei normaler Nierenfunktion bis zu einem Kreatininwert von etwa 2 mg% ein mittellang wirkendes Thiazidpräparat verordnet werden. Bei normaler Nierenfunktion bietet sich dabei gerade für ältere Patienten zur Vermeidung einer Hypokaliämie die Kombination mit einer kaliumsparenden Komponente an. Bei eingeschränkter Nierenfunktion sollten oberhalb eines Serumkreatininwertes von 2 mg% nur noch die stark und kurz wirksamen Schleifendiuretika vom Furosemidtyp eingesetzt werden.

Von den Vasodilatatoren steht uns Dihydralazin am längsten zur Verfügung. Aus pharmakokinetischen Gründen sollte Dihydralazin in 3–4 Einzeldosen bis zu einer täglichen Gesamtdosis von 150–200 mg verabreicht werden. Dagegen können die Betarezeptorenblocker sowie die mittellang wirkenden Thiazidsaluretika als einmalige, morgendliche Dosis insgesamt eingenommen werden. Ergänzend und alternativ zum Dihydralazin bietet sich Prazosin an, welches über eine postsynoptische Alpharezeptorenblockade indirekt vasodilatatorisch wirkt, und zwar ohne nennenswerte Reflextachycardie. Bei bestehenden Kontraindikationen bzw. Einschränkungen für eine Betarezeptorenblockade kann Prazosin zusammen mit einem Saluretikum auch primär eingesetzt werden, und zwar in 2–3 Einzeldosen über den Tag verteilt. Dabei ist zur Vermeidung orthostatischer Kreislaufregulationsstörungen gerade beim älteren Patienten eine behutsame und langsame Dosissteigerung des Prazosins unbedingt einzuhalten.

11. Zusammenfassung (Abb. 1)

Die Abbildung faßt das heutige Konzept der antihypertensiven Pharmakotherapie noch einmal zusammen. Auf die eher biologische als kalendarische Unterscheidung zwischen „jung" und „alt" wurde hingewiesen, und die Trennlinie etwa beim 60. Lebensjahr gezogen. Auch das heutige Behandlungsschema berücksichtigt den Schweregrad bzw. die Behandelbarkeit des Bluthochdruckes. Ältere Hypertoniepatienten, deren Blutdruck durch die zuvor geschilderten Maßnahmen nun nicht ausreichend und nebenwirkungsarm gesenkt werden kann, sollten in der Regel einer diesbezüglich erfahrenen Klinik zugewiesen werden. Im Einzelfall wird dann zu entscheiden sein, ob eine spezielle Diagnostik und/oder eine weitergehende, unter Umständen aggressivere Therapie ärztlich sinnvoll und medizinisch möglich sind.

Literatur

1. Franke H, Schramm A (1980) Herz- und Kreislaufbefunde im höchsten Lebensalter. Akt Gerontol 10: 137
2. Franz J-W (Hrsg.) (1981) Belastungsblutdruck bei Hochdruckkranken. Springer, Berlin Heidelberg New York
3. Hunt JC, Margie JD (1980) The Influence of Diet on Hypertension Management. In: Hypertension Update: Mechanisms, Epidemiology, Eraluation, Management. From

the Editorial Board of Dialogues in Hypertension. Health Learning Systems Inc., Bloomfield, New Jersey, p 197
4. Hypertension Detection and Follow-up Program Cooperative Group (1979) Fire-Year Findings of the Hypertension Detection and Follow-up Program. I Reduction in Mortality of Persons with High Blood Pressure, including Mild Hypertension. II Mortality by race – sex and age. JAMA 242: 2562, 2572
5. Lohmann FW (1978) Diagnostik bei arterieller Hypertonie. Med Klin 73: 995
6. Lohmann FW (1979) Risikofaktor arterielle Hypertonie. Kassenarzt 19: 4042
7. Lohmann FW (1981) Medikamentöse Hochdruckbehandlung. In: Franz J-W (Hrsg) Belastungsblutdruck bei Hochdruckkranken. Springer, Berlin Heidelberg New York
8. O'Malley K, O'Brien E (1980) Management of hypertension in the elderly. New Engl J 302: 1397
9. Rabkin SW, Mathewson FAL, Tate RB (1978) Predicting risk of ischemic heart disease and cerebrovascular disease from systolic and diastolic blood pressures. Ann Int Med 88: 342
10. Simon AC, Safar MA, Levenson JA, Kheder AM, Levy BJ (1979) Systolic hypertension: hemodynamic mechanism and choice of antihypertensive treatment. Am J Cardiol 44: 505

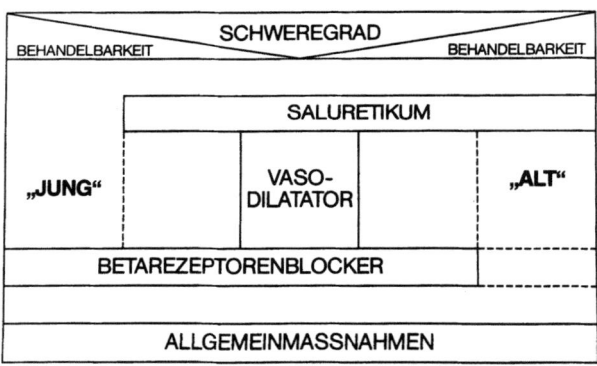

Abb. 1. Pharmakotherapie der arteriellen Hypertonie

Offene Fragen – Kontroverse Meinungen

E. Lang

1. Zur allgemeinen Alterskardiologie

Die Frage nach der Beeinflußung des Alternsprozesses und der Verjüngung taucht auf wann und wo auch immer über den Gesundheitszustand der über Hundertjährigen berichtet wird. So war von Franke zu hören, daß 65% der von ihm untersuchten über Hundertjährien eine familiäre Langlebigkeit in der Vorgeschichte aufgeführt ist. In etwa 35% würden aber auch exogene Dinge eine Rolle spielen. Hinweise, daß eine pharmakologische Intervention den natürlichen Alternsprozeß verlangsamen könne, gäbe es bisher nicht (Franke). Dies gelte auch für die sogenannte Sauerstoffmehrschritttherapie, über die viel gutes berichtet worden sei, die jedoch bereits im theoretischen Ansatz auf einer nur unsicheren Basis stünde (Franke). Der Würzburger Physiologe Bauereisen habe sich mit dem theoretischen Konzept ernsthaft beschäftigt und erhebliche Bedenken gegen die Angaben von Ardenne geäußert (Franke). Auch die aus den Sechzigerjahren stammende Forderung über fünfundsechzigjährige Patienten grundsätzlich zu digitalisieren, habe bei den untersuchten, über Hundertjährigen nicht die entscheidende Rolle gespielt. Nur 18% der Patienten seien zum Zeitpunkt der Untersuchung digitalisiert gewesen (Franke).

Auf die gezielte Frage, ob eine koronar-chirurgische Intervention im höheren Lebensalter noch sinnvoll sei, gäbe es keine allgemein gültige Antwort. Es müsse einerseits der Leidensdruck des Patienten und seine begleitenden Erkrankungen, andererseits aber auch die statistische Lebenserwartung des Patienten für die Entscheidung zur Operation berücksichtigt werden (Durst). Dies gelte auch für die Indikation zur Koronarangiographie. Entscheidend sei für beides, wie die Frage nach der Lebensverlängerung und der Verbesserung der Lebensqualität beantwortet werden könne.

Das Kriterium hohes Alter stelle für sich keine Kontraindikation der Koronarangiographie und der koronarchirurgischen Intervention dar, wenngleich mit dem Alter Gründe für eine Kontraindikation zunehmen (Lang).

Die Frage nach der bei Vitien zu wählenden Operationstechnik könne ebenfalls nicht altersbezogen beantwortet werden. In jeder Altersstufe würde man den kleineren und risikoärmeren Eingriff dem größeren vorziehen, wenn die Voraussetzungen dafür vorhanden sind. So werde man bei jüngeren und älteren Patienten mit einer Mitralklappenstenose dann die Kommissurotomie vorziehen, wenn es sich um eine reine Mitralklappenstenose handelt oder die hämodynamische Bedeutung der Mitralklappeninsuffizienz zu vernachlässigen ist. Darüber hinaus dürfe die Klappe nicht verkalkt sein (Durst). Bioprothesen würde man dann den Vorzug geben, wenn bei einem Mitralklappenfehler kein Vorhofflimmern besteht, so daß tatsächlich auch der Vorteil der Bioprothese, nämlich das nicht antikoaguliert werden muß, genutzt werden kann (Durst). Die Katheterdilatation sei derzeit nur für eine verschwindend kleine Gruppe von Patienten anwendbar. Eine ganze Reihe von Voraussetzungen müßten erfüllt sein; unter anderem, daß die lumeneinengenden Plaques nicht kalzifiziert seien. Gerade dies sei aber bei älteren Menschen häufig der Fall (Durst).

Zu überlegen sei, ob man künftig – gerade bei älteren Menschen – nicht vermehrt die Isotopen-Untersuchung in der Vorfelddiagnostik einführt, um damit möglicherweise den Patienten die Koronarangiographie zu ersparen; dann nämlich, wenn z. B. eine schlechte Ventrikelfunktion von vornherein eine Kontraindikation gegen eine koronarchirurgische Intervention aufzeige (Durst).

2. Zur Pharmako-Therapie

Gerade in der Alterskardiologie spielen die Interaktionen verschiedener Medikamente eine große Rolle. Zu erwähnen sind z. B. die Interferenzen von Digitalis und Chinitin, das nach wie vor in der Antiarrhythmischen-Therapie einen festen Platz hat (Franke). Die Mulitmorbidität des alternden Menschen bringt es aber mit sich, daß Interaktionen gar nicht zu vermeiden sind, auch dann, wenn man sich nur auf die medikamentöse Therapie der klinisch im Vordergrund stehenden Erkrankungen beschränkt (Estler). Nicht jede Interaktion ist aber gefährlich. Arzneimittelinteraktionen werden erst dann gefährlich, wenn von der Interaktion ein Stoff betroffen wird, der eine enge therapeutische Breite hat (Estler). Dies gilt vor allem für zwei Stoffgruppen, die wir beim älteren Menschen sehr häufig einsetzen müssen. Das sind zum einen die Herzglykoside und zum anderen die orale Antidiabetika. Daneben gibt es aber eine ganze Anzahl anderer Stoffgruppen, zu denken ist an Diazepam und Penicillin, die eine sehr große therapeutische Breite haben

und auch bei doppelter Dosis nicht zu toxischen Erscheinungen führen (Estler).
An dieser Stelle sei nochmals auf die immer wieder diskutierte orale Strophanthin-Behandlung eingegangen. Strophanthin wird aus dem Magen-Darm-Kanal mit einer Resorptionsquote zwischen 1–4% resorbiert. Eine effektive Therapie wäre theoretisch möglich, wenn man diese geringe Resorptionsquote berücksichtigt und die orale Dosis entsprechend hoch ansetzt (Franke). Es muß hier jedoch berücksichtigt werden, daß zum einen hohe Dosen oral verabreichten Strophanthins schlecht vertragen werden und zum anderen, daß bei sehr niedriger Resorptionsquote der Wirkspiegel eine besonders große Streuung aufweist. Dies kann zum einen Unterdosierung, zum anderen Überdosierung und Erreichen der toxischen Grenze bedeuten (Franke). Es ist also kein vernünftiger Grund zu sehen, Strophanthin unbedingt peroral zu geben, wenn andererseits für die orale Therapie gut resorbierbare und gut wirksame Herzglykoside aus der Reihe der Digitalis vorhanden sind (Franke). Dem Strophanthin wird eine geringere bradykardisierende Wirkung im Vergleich zu anderen Herzglykosiden nachgesagt. Es gibt aber keine Untersuchungen, die dies bei Verwendung äquivalenter Vergleichsdosen bisher sicher bewiesen hätten (Estler). Vielleicht sollte bei der Diskussion um die bradykardisierende Wirkung des Strophanthins auch berücksichtigt werden, daß die Abklingquote von Strophanthin recht hoch ist und damit der aktuelle Wirkspiegel, der mit für die frequenzsenkende Wirkung ausschlaggebend ist, sich sehr labil verhält, d. h., im Laufe des Tages fällt der Wirkspiegel und damit auch die frequenzsenkende Wirkung am Herzen (Lang).
Enttäuschung herrscht über die relativ geringe Korrelation zwischen Herzwirkung und Glykosidspiegel bei der Digitalistherapie. Diese wäre gerade beim älteren Menschen, bei dem besonders häufig mit einer verminderten Digitalisclearance gerechnet werden muß, hilfreich (Lang). Michel verwendet die Bestimmung des Digoxinspiegels ausschließlich zur Klärung der Frage, ob der toxische Bereich erreicht ist oder nicht. Für diese Fragestellung hat sich nach seinen Erfahrungen die Digoxinspiegelbestimmung sehr bewährt. Eine weitere Bedeutung liegt in der Überprüfung der Compliance des Patienten. Der RIA-Test sei eine gute Methode um zu prüfen, ob der Patient sein Präparat überhaupt nimmt oder nicht (Estler).
Gerade wenn es um geriatrische Probleme geht, steht immer wieder die Frage der „kleinen Herztherapie" zur Diskussion. Der Umsatz von Medikamenten, die dieser Gruppe zuzuordnen sind, sei beträchtlich, doch – so Estler – ist die geringe oder fehlende Nebenwirkung dieser Medikamente aber ein eindeutiger Hinweis dafür, daß zu niedrig dosiert wird.

3. Zur koronaren Herzkrankheit im höheren Lebensalter

Die Aussagekraft der ergometrischen Belastungsprüfung zur Erkennung der koronaren Herzerkrankung wird beim älteren Menschen offensichtlich belastet durch die Tatsache, daß recht oft die Ausbelastungsfrequenz nicht erreicht wird. Michel vertritt jeodch die Auffassung, daß das Erreichen der Ausbelastungsfrequenz nur dann von Bedeutung ist, wenn das Elektrokardiogramm während der ergometrischen Leistungsprüfung negativ bleibt. D. h., wenn bei fehlender Ausbelastung Ischämiereaktionen im Elektrokardiogramm nicht nachgewiesen werden können oder eine Angina pectoris ausbleibt. Problematisch wird das Nichterreichen der Ausbelastung erst bei einem Rentengutachten. Hier haben subjektive Angaben des Patienten zum einen keine Aussagekraft, zum anderen wird allzuoft die Belastung vom zu begutachtenden Patienten selbst abgebrochen (Michel). Die Konsequenz ist jedoch, daß bei dieser fehlenden Ausbelastung die Koronarinsuffizienz nicht ausgeschlossen werden kann (Michel). Eine zusätzliche Möglichkeit den Trainingszustand zu beurteilen, ist die sorgfältige Beobachtung des Pulsfrequenzverhaltens von Stufe zu Stufe. Wenn die Pulsfrequenz in der jeweiligen Belastungsstufe sehr schnell ein relatives steady-state erreicht, z. B. bereits nach 30 sec, so kann man daraus schließen, daß der Patient gut trainiert ist, auch dann, wenn er aus irgendwelchen Gründen nicht ausbelastet wird (Michel).

Die Therapie mit Betarezeptorenblockern beim älteren Menschen erscheint nach wie vor problematisch. Während Michel grundsätzlich keine Notwendigkeit sieht, beim älteren Menschen der mit Betarezeptorenblockern behandelt wird gleichzeitig Herzglykoside zu verabreichen, meint Franke, daß man doch bei vielen koronarkranken Patienten mit einer latenten Herzinsuffizienz rechnen müsse und daß daher die gleichzeitige Gabe von Digitalis angezeigt sei, wenn sich während der Behandlung die Zeichen der Herzinsuffizienz verstärken.

In diesem Zusammenhang sei es wichtig zu wissen, daß gerade bei älteren Menschen das Herzvolumen unter der Behandlung mit Betarezeptorenblockern recht häufig eine geringgradige Zunahme des Herzvolumens aufweist. Für die Beurteilung dieses Befundes müßte berücksichtigt werden, daß bei einem suffizienten Herzen die Zunahme des Herzvolumens nie so groß sei, daß sie die normale Streubreite überschreite (Michel). Die Beobachtung, daß unter der Therapie mit Betarezeptorenblocker eine ST-Strecken-Senkung bereits in einer niedrigeren Belastungsstufe auftrete und diese oft auch deutlicher sei, müsse als Hinweis dafür herangezogen werden, daß das Herz zu Behandlungsbeginn nicht insuffizient war und die Therapie mit einem Betablocker die hämodynamische Situation verschlechtert habe (Michel). Hier sei Digitalis sicher indiziert. Michel warnte jedoch davor dem Patienten Digitalis zu geben, nur weil er ein alter Mensch ist. Interessant muß die Beobachtung von Rupprecht angesehen werden, der unter der Therapie mit Betarezeptorenblockern eine deutliche Zunahme von Durchblutungsstörungen der Retina fand. Auf die Frage, ob daraus der Schluß gezogen werden könne, daß man grundsätzlich auch mit einer Erhöhung des Koronarwiderstandes unter der Therapie mit Betarezeptorenblockern rechnen müsse meinte Michel, daß entsprechende Untersuchungen gezeigt hätten, daß die Vasokonstriktion der Koronargefäße nur recht gering sei und ausschließlich im Bereich der gut durchblutet ist auftrete, so daß die Annahme berechtigt sei, daß es durch Betablocker im wesentlichen zu einer Umverteilung aus gut perfundierten zu minderperfundierten Bereichen komme. Falls jedoch der klinische Verlauf unter der Therapie mit Betablocker dafür spricht, daß es doch zu einer relevanten Vasokonstriktion kommt, so sei durchaus eine Kombination mit Nifedipin zu überlegen (Michel). Bei gleichzeitig bestehenden Pulmonalerkrankungen seien beim älteren Patienten wie beim jüngeren Betablocker nur dann kontraindiziert, wenn die pulmonale Erkrankung mit einer Bronchospastik einhergeht (Michel).

4. Zu den Herzrhythmusstörungen

Es sollte streng unterschieden werden zwischen dem hypersensitiven Carotisreflex und dem Carotis-Sinus-Syndrom (Franke). Das Carotis-Sinus-Syndrom ist recht selten. Es handelt sich dabei um meist ältere Patienten, die beim Kopfwenden plötzlich ohnmächtig werden, weil sie dadurch den Carotis-Sinus-Reflex auslösen. Wichtig ist, daß der durch entsprechende Provokation ausgelöste hypersensitive Carotis-Sinus-Reflex im Gegensatz zum Carotis-Sinus-Syndrom keine Indikation für einen Herzschrittmacher darstellt (Franke). Franke hat bereits früher darauf hingewiesen, daß es zwei Typen des Carotis-Sinus-Reflexes gibt und zwar den herzhemmenden Typ, der gemeint ist, wenn es um die Schrittmacherindikation geht und den vasovagalen Typ, der unabhängig vom Herztyp bestehen kann und zu einem Blutdruckabfall führt.
Im höheren Lebensalter würden oft ventrikuläre Arrhythmien aufgrund eines Mitralklappenprolaps-Syndroms beobachtet (Klein). Die Frage, welche Alternative es für die antiarrhythmische Therapie mit Betasympathikolytika gäbe, beantwortet Hombach wie folgt: zweifellos sei die Behandlung mit Betarezeptorenblocker Therapie der Wahl. Man

würde dabei im Grunde genommen, eine künstliche Dilatation des Mitralklappenringes vornehmen, wodurch das überflüssige Klappenmaterial gestrafft werde und die rein mechanische Auslösung von Kammerarrhythmien unterbrochen werden könne. Die Chance, daß man mit anderen Antiarrhythmika eine Herzrhythmusstörung beseitigt, wird als wesentlich geringer angesehen. Mit der Entfernung der Mitralklappe und der Implantation einer künstlichen Herzklappe würde er – besonders beim älteren Menschen – sehr zurückhaltend sein. Auch bei jüngeren Menschen würde er nur in extremen Situationen zur chirurgischen Intervention raten. Antitachykarde Schrittmacher seien derzeit noch zu problematisch um sie als Alternative zu empfehlen.

Recht widersprüchlich wird noch die Indikation zur Herzschrittmacherimplantation beim AV-Block 3. Grades beurteilt. Nach Hombach stellt der AV-Block 3. Grades keine abs. gute Indikation für die Schrittmacherimplantation dar. Es gäbe eine ganze Reihe von Patienten mit einer Kammerfrequenz von 38 bis 42/min, die nicht nur ihre im höheren Lebensalter reduzierte Alltagsbelastung meisterten, sondern auch weitgehend beschwerdefrei Skilanglauf betreiben (Hombach). In diesem Zusammenhang weist Weikl auf die Empfehlung von Brisse hin, daß bei Kammerfrequenzen zwischen 35 und 50/min die medikamentöse und die elektrische Therapie durchaus alternativ gesehen werden können.

Ein Problem aller Antiarrhythmika sei, daß sie negativ inotrop wirken und damit eine latente Herzinsuffizienz, wie sie beim älteren Menschen häufiger vorkommt, manifest werden lassen können (Hombach). Wenn klinisch oder röntgenologisch Hinweise auf eine latente Herzinsuffizienz bestehen, so ist dies eine Indikation für eine begleitende Digitalistherapie (Hombach). Eine Langzeitbehandlung mit Disopyramid in der geriatrischen Praxis sei problematisch, auch dann, wenn man eine Herzinsuffizienz mit Digitalis kompensieren könne. Die Quote der Patienten, die unter einer Disopyramidtherapie kardial insuffizient werden, ist größer als bisher angenommen (Michel).

5. Zur Hypertonie im Alter

Die Therapie der Hypertonie im höheren Lebensalter bevorzugt in zunehmendem Maße auch die Betasympathikolyse (Lohmann). Selbstverständlich ist diese Therapie vor allem in den ersten Wochen kontrollbedürftig. Die Kontrollen sollten engmaschiger vorgenommen werden (Hombach). Die Aufzeichnung eines Elektrokardiogrammes ist vor Behandlungsbeginn und nach 2 bis 3 Tagen zu empfehlen. Es läßt sich damit oft ein kranker Sinusknoten demaskieren, der erst unter der Therapie mit Betarezeptorenblockern elektrokardiographisch symptomatisch wird (Lohmann). Bei der Hochdrucktherapie ist es durchaus sinnvoll, den Betarezeptorenblocker in einer Dosis pro Tag zu verabreichen. Dies ist insbesondere wegen dem höheren Lebensalter besonders deutlich verminderten Compliance wichtig (Lohmann). Mehrfachdosierungen, bzw. Betarezeptorenblocker in Retardform sind nur dann notwendig, wenn es um Therapie einer die Hypertonie begleitenden Angina pectoris, bzw. von Herzrhythmusstörungen geht, die über den ganzen Tag einen ausreichend hohen Spiegel erforderlich machen (Lohmann).

Noch keine endgültige Klarheit besteht über das Betablocker-Entzugssyndrom. Es muß aber bedacht werden, daß Patienten unter Betarezeptorenblocker an eine höhere Belastbarkeit adaptiert sind. Nach Absetzen des Betablockers begeben sich diese Patienten ungeschützt in eine relativ zu starke Belastung. Andererseits wird aber auch vermutet, daß es unter einer chronischen Betarezeptorenblockade zu einer stärkeren Empfindlichkeit oder zu einer Zunahme der Rezeptorenzahl kommt, so daß nach Wegfall der Blockade empfindlichere oder in der Zahl angestiegene Rezeptoren der ergotropen Katecholaminausschüttung entgegen stehen. Schließlich werden auch metabole Veränderungen im Sinne einer passageren Hyperthyreose diskutiert (Lohmann). Franke weist darauf hin, daß es gerade in der Geriatrie sehr wichtig ist, die allgemeine Therapie (insbesondere salzarme Kost) voll auszuschöpfen, denn allzuoft seien unter den Hypertonikern Patienten mit einem Diabetes mellitus, die unter Saluretika entgleisen, andererseits wird die beim älteren Menschen beobachtete Neigung zur Hypokaliämie durch diese Saluretika verstärkt (Franke). Aber auch die Betarezeptorenblocker greifen in den Glykosestoffwechsel ein, so daß gelegentlich – insbesondere die Insulineinstellung Schwierigkeiten macht (Franke). Nach Lohmann ist der Diabetes mellitus sicher keine absolute Kontraindikation für die Behandlung mit Betarezeptorenblockern, es seien jedoch die sogenannten kardioselektiven Betablocker den nichtselektiven Betablockern vorzuziehen (Lohmann). Auf die gezielte Frage von Klein, ob denn die Empfehlung der Deutschen Hochdruckliga Betarezeptorenblocker nur bis zum sechzigsten Lebensjahr zu verordnen, ohne weiteres vernachlässigt werden dürfe, meint Lohmann, daß ein höheres Lebensalter keine Kontraindikation für die Behandlung mit Betarezeptoren darstelle – er gehe hier konform mit skandinavischen und amerikanischen Arbeitsgruppen – daß jedoch Kontraindikationen im höheren Lebensalter häufiger bestünden. Die Behandlung mit Reserpinpräparaten Alpha-

Methyl-Dopa und Clonidin ist für die Hochdrucktherapie weitgehend entbehrlich geworden (Lohmann). Bei älteren Menschen ist dabei noch zu berücksichtigen, daß gerade Alpha-Methyl-Dopa und Clonidin zu Kreislaufregulationsstörungen führen, die beim älteren Menschen nicht nur unangenehm sind, sondern auch zu bedrohlichen Komplikationen führen können (Lohmann).

Kardiale Ursachen zerebrovaskulärer Syndrome

Grundlagen, Diagnostik, Therapie

Herausgeber: E. Lang
Mit Beiträgen zahlreicher Fachwissenschaftler
1981. 8 Abbildungen, 27 Tabellen. X, 119 Seiten.
DM 26.80. ISBN 3-540-10659-6

Inhaltsübersicht: Grundlagen der Diagnostik und Therapie der Herzinsuffizienz. – Biochemische Grundlagen der zerebrovasculären Insuffizienz und ihre Therapie. – Klinik der zerebro-„vaskulären" Insuffizienz. – Störungen der Blutdruckregulation und ihre zerebrovaskulären Folgen. – Herzrhythmusstörungen und synkopale Anfälle. – Richtlinien zur Behandlung des akuten Myokardinfarktes. – Zur kardialen (Mit-) Verursachung von Hirninfarkt und TIA. – Kardiale Ursachen zerebrovaskulärer Syndrome. Offene Fragen – kontroverse Meinungen. – Sachverzeichnis.

Ausgangspunkt dieses Buches sind die vielfältigen Zusammenhänge zwischen kardiovaskulären und zerebrovaskulären Krankheitsbildern. Das wesentliche Ziel des Buches ist, die praktischen Konsequenzen dieser Zusammenhänge aufzuzeigen und die Berührungspunkte der Kardiologie mit der Neurologie und Psychiatrie kompetent zu diskutieren. In diesem Sinne sind die ersten beiden Beiträge als Markierungspunkte zu verstehen, da in ihnen aus der Sicht des Kardiologen sowie des Neuropsychiaters die theoretischen Voraussetzungen abgesteckt werden. Während der kardiologische Beitrag mehr die Physiologie und Pathophysiologie behandelt, konzentriert sich der neuropsychiatrische Beitrag mehr auf die Aspekte der Biochemie. Diese Ausrichtung entspricht der unübersehbaren Entwicklung der letzten Jahre, die die zerebrovaskuläre Insuffizienz zunehmend unter dem Gesichtspunkt des Stoffwechsels im Gegensatz zur Hirndurchblutung interpretiert.
Die klinischen Beiträge behandeln die Wechselbeziehungen zwischen Herz- und peripherem Kreislauf einerseits und dem Zerebralkreislauf andererseits und stellen die daraus abzuleitende klinische Symptomatik in ihrer direkten und indirekten Kausalität dar. So werden unter diesem Aspekt u.a. das Orthostasesyndrom bradykarder und tachykarder Herzrhythmusstörungen sowie die durch akuten Herzinfarkt entstehenden zerebrovaslukären Folgen und Komplikationen in Diagnostik und Therapie besprochen. In einer abschließenden Diskussionsübersicht werden vor allem diejenigen therapeutischen Ansätze zusammengefaßt, die nach wie vor kontrovers beurteilt werden.

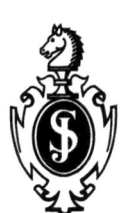

Springer-Verlag
Berlin
Heidelberg
New York

Geriatrics 1

Cardiology and Vascular System
Central Nervous System

With contributions by numerous experts
Editor: D. Platt

1982. 88 figures. XXII, 490 pages. Cloth DM 168,–.
Prepublication price/Subscription price Cloth DM 148,–.
(Once this volume has been released, the prepublication price will remain the effect provided the order includes a subscription to all three volumes)
ISBN 3-540-10981-1

Contents: Cardiology and Vascular System: Epidemiology of Heart Disease, High Blood Pressure and Cardiovascular Disease. Conduction System. Cardiac Output. Myocardium and Valves. Valvular Disease of the Heart. Cardiac Arrhythmias. Heart Block. The Arterial and Venous System. – Central Nervous System: Cerebral Blood Flow, Electroencephalography and Behavior. Functional Consequences of Neurofibrillary Degeneration of the Alzheimer Type. Neurochemistry of the Aging Brain. Neuronal Lipofuscin and Its Significance. Neurotransmitters in Normal Aging. Neuroimmunology of the Aging Brain. Senile Dementia. Alzheimer's Disease and Its Clinical Implications. Stroke. Vertebrobasilar Syndrome. – Subject Index.

The distinctive features and clinical implications of diseases in older patients pose grave challenges for the attendant physician. Faced with the rapid advances in basic research into the effects of aging, with the interrelationship between physiologic and pathologic aging, and with the differences in the speed and extent of aging in the different organ systems, he needs a source of information that reflects the solid, interdisciplinary achievements of today's geriatrics.
This need is admirably met in this work. Written by internationally acclaimed specialists, the volumes in this series provide detailed coverage of the characteristic pathophysiology in each organ system of the senescent patient. The successful treatment of diseases peculiar to this age group are described, with particular attention paid to the special considerations required in pharmacotherapy. The first volume in this unique series is devoted to cardiology and neurology. Together with its companion volume it will prove the ideal reference for all physicians involved in the care of older patients, including gerontologists, internists, surgeons, anaesthesists, gynecologists, orthopaedic surgeons, dermatologists, otolaryngologists, ophthalmologists, but most especially general practicioners.

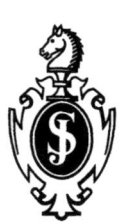

Springer-Verlag
Berlin
Heidelberg
New York

MIX
Papier aus verantwortungsvollen Quellen
Paper from responsible sources
FSC® C105338

If you have any concerns about our products,
you can contact us on
ProductSafety@springernature.com
In case Publisher is established outside the EU,
the EU authorized representative is:
**Springer Nature Customer Service Center GmbH
Europaplatz 3, 69115 Heidelberg, Germany**

Printed by Libri Plureos GmbH
in Hamburg, Germany